AF124675

# BEI GRIN MACHT SICH IHR
# WISSEN BEZAHLT

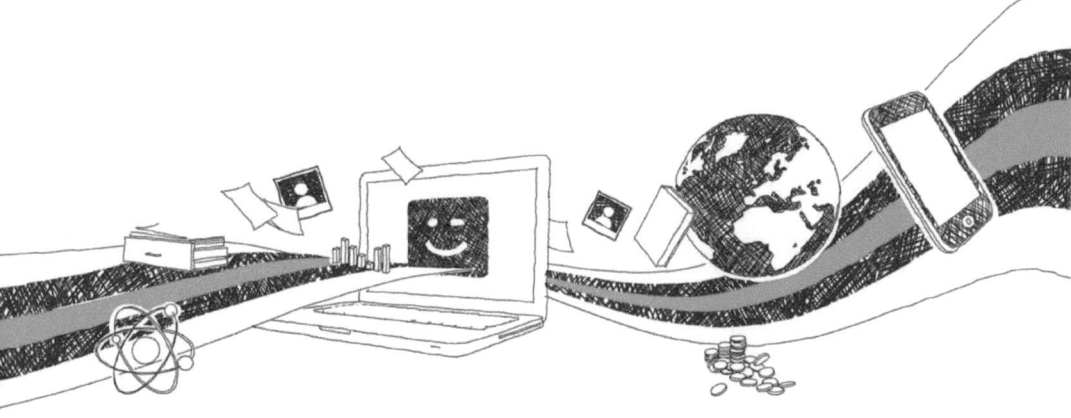

- Wir veröffentlichen Ihre Hausarbeit,
  Bachelor- und Masterarbeit

- Ihr eigenes eBook und Buch -
  weltweit in allen wichtigen Shops

- Verdienen Sie an jedem Verkauf

## Jetzt bei www.GRIN.com hochladen
## und kostenlos publizieren

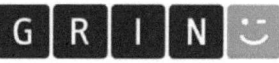

**Bibliografische Information der Deutschen Nationalbibliothek:**

Die Deutsche Bibliothek verzeichnet diese Publikation in der Deutschen National-
bibliografie; detaillierte bibliografische Daten sind im Internet über http://dnb.d-
nb.de/ abrufbar.

**Impressum:**

Copyright © 2013 GRIN Verlag, Open Publishing GmbH
Druck und Bindung: Books on Demand GmbH, Norderstedt Germany
ISBN: 978-3-668-14756-0

**Dieses Buch bei GRIN:**

http://www.grin.com/de/e-book/315371/prinzipien-und-praktikabilitaet-verschiede-
ner-pflegekonzepte-bei-schlaganfall

Henriette Bartusch

# Prinzipien und Praktikabilität verschiedener Pflegekonzepte bei Schlaganfall

GRIN Verlag

**GRIN - Your knowledge has value**

Der GRIN Verlag publiziert seit 1998 wissenschaftliche Arbeiten von Studenten, Hochschullehrern und anderen Akademikern als eBook und gedrucktes Buch. Die Verlagswebsite www.grin.com ist die ideale Plattform zur Veröffentlichung von Hausarbeiten, Abschlussarbeiten, wissenschaftlichen Aufsätzen, Dissertationen und Fachbüchern.

**Besuchen Sie uns im Internet:**

http://www.grin.com/

http://www.facebook.com/grincom

http://www.twitter.com/grin_com

# Inhaltsverzeichnis

# 1. Einleitung

„Der demografische Wandel wird zu einer Zunahme der Zahl an Schlaganfallpatienten in Deutschland führen, wobei es aber kaum konkrete Daten
zum Ausmaß der zu erwartenden Veränderungen gibt."[1]

So äußern sich Foerch et al. 2008 in ihrem Artikel, welcher auf einer prospektiven Stu-
die zur Vorausberechnung der zu erwartenden Schlaganfallzahlen für das Land Hessen
basiert. Gegenwärtig gehört der Schlaganfall, laut einer Publikation des Statistischen
Bundesamtes aus dem Jahre 2012, neben der chronisch ischämischen Herzkrankheit,
dem akuten Myokardinfarkt, der Herzinsuffizienz, der bösartigen Neubildung der Bron-
chien und der Lunge sowie der sonstigen chronisch obstruktiven Lungenkrankheit an
sechster Stelle zu den 10 häufigsten Todesursachen 2011 in Deutschland.[2] Demzufolge
zählt der Schlaganfall neben Herz-Kreislauf- und Krebserkrankungen zu den führenden
Todesursachen in Deutschland. Dies belegen auch Daten von Heuschmann et al., welche unter Zuhilfenahme von Angaben aus dem Erlanger Schlaganfall Register von 2008
die jährlich zu erwartenden Schlaganfälle in Deutschland einschätzten. Denselben zu-
folge finden, basierend auf der deutschen Gesamtbevölkerung von 2008, in Deutschland
jährlich ca. 196.000 erstmalige und ca. 66.000 wiederholte Schlaganfälle statt. Dies
bedeutet, dass in Deutschland jährlich ca. 262.000 Menschen einen Schlaganfall erlei-
den. Zudem stellt der Schlaganfall die häufigste Ursache für erworbene Behinderungen
im Erwachsenenalter dar und ist eine der „häufigsten Ursachen für dauerhafte Pflegebedürftigkeit"[3].[4] Diese Erkenntnisse verweisen auf die ansteigende Bedeutsamkeit präven-
tiver und rehabilitativer Maßnahmen vor und nach dem Auftreten eines Schlaganfalls.
Denn ebensolche Schlaganfallereignisse reißen die Betroffenen meist unerwartet und
mit weitreichenden Konsequenzen aus ihrer bisherigen Lebenswelt. Auch Bauder und
Taub verweisen auf die besondere Bedeutung der Rehabilitation nach einem Schlaganfall und bedenken zudem eine Problematik, die sich bei PatientInnen[5] während der

---

[1] Foerch, Christian et al. (2008): Die Schlaganfallzahlen bis zum Jahr 2050. In: Deutsches Ärzteblatt, 105.
Jg., H. 26, S. 467.
[2] Vgl.: Statistisches Bundesamt (2012): Gesundheit. Todesursachen in Deutschland. 2011. S. 1. Unter:
http://www.destatis.de/DE/Publikationen/Thematisch/Gesundheit/Todesursachen/Todesursachen2120400
117004.pdf?__blob=publicationFile (Zugriff: 31.05.2013)
[3] Ringelstein, E. Bernd; Nabavi, Darius G. (2007): Der ischämische Schlaganfall. Eine praxisorientierte
Darstellung von Pathophysiologie, Diagnostik und Therapie. In: Brandt, Thomas et al. (Hrsg.): Klinische
Neurologie. Stuttgart: Kohlhammer, S. 47.
[4] Vgl.: Heuschmann, P. U. et al. (2010): Schlaganfallhäufigkeit und Versorgung von Schlaganfallpatienten in Deutschland. In: Aktuelle Neurologie, 37. Jg., H. 07, S. 334.
[5] Aufgrund der einfacheren Lesbarkeit wird durchgängig auf die Nennung der jeweiligen weiblichen und
männlichen Form (Patient/Patientin) verzichtet. Im Folgenden steht die männliche Bezeichnung (Patient)
geschlechtsneutral für beide Geschlechter.

Rehabilitation eröffnen kann.

> „Nach dem ersten Schock und dem Gewahrwerden der oft massiven motori-
> schen, sensorischen, sprachlichen und kognitiven Einschränkungen, folgt
> meist ein schwieriger und langwieriger Anpassungsprozeß an die neue Le-
> benssituation. Teil dieses Prozesses sind die intensiven rehabilitativen Be-
> mühungen, die Patienten mit ärztlicher und therapeutischer Hilfe unterneh-
> men, um ihr früheres Funktionsniveau wiederzuerlangen. Nicht allen Patien-
> ten gelingt dies und so finden sich am Ende dieser akuten Rehabilitations-
> phase viele, in ihrer Hoffnung auf vollständige Wiederherstellung enttäuscht
> und in vielen Verrichtungen des täglichen Lebens auf Hilfe angewiesen, zu
> Hause wieder.“[6]

Auch aus eigenen praktischen Erfahrungen durch die Ausbildung zur Gesundheits- und Krankenpflegerin lässt sich die oben geschilderte Situation bekräftigen. Viele Patienten nach einem Schlaganfall wirkten vor allem hilflos und es machte den Anschein, als könnten sie sich in ihrer derzeitigen Situation nur schwer zurechtfinden, obwohl jahrelang anerkannte Behandlungskonzepte bei diesen zum Einsatz kamen. Aber auch das pflegerische Personal überkam oftmals Hilflosigkeit bei der Durchführung pflegerischer Maßnahmen mit diesen Patienten. Offenbar kann es zum Auftreten von Gefühlen wie Hilflosigkeit und Resignation auf beiden Seiten der am Rehabilitationsprozess beteiligten Personen kommen – wobei das Umfeld der zu Pflegenden von diesen Gefühlszuschreibungen nicht ausgeschlossen werden soll –. Dies ist der Fall, obwohl traditionelle und etablierte Konzepte zur pflegerischen Unterstützung von Schlaganfallpatienten existieren, die neben der Wiederherstellung der Funktionsfähigkeit auch die Vermittlung von Gefühlen wie Sicherheit und Motivation implizieren sollten. Doch was bieten diese Konzepte für Grundlagen und Handlungsanweisungen, um speziell Schlaganfallpatienten eine Rehabilitation und Reintegration zu ermöglichen und sind diese in Hinsicht auf die oben geschilderte Problematik überhaupt noch zeitgemäß und geeignet.

Ziel dieser Arbeit ist es deshalb die Fragen zu klären, welche Prinzipien, Konzepte und pflegerischen Maßnahmen die Pflegekonzepte, die bei Schlaganfallbetroffenen zum Einsatz kommen, verfolgen. Ebenso sollen die Pflegekonzepte kritisch auf ihre Praktikabilität sowie Wirksamkeit in der Pflege und damit auch auf ihre Grenzen hinterfragt werden. Um diese Zielstellung zu erfüllen, ist die Arbeit folgendermaßen gegliedert. Zunächst werden die Ätiologie und die multiplen Folgen eines Schlaganfalls erläutert. Dies soll unter anderem als theoretische Grundlage dazu dienen, die im Nachhinein

---

[6] Bauder, Heike; Taub, Edward; Miltner, Wolfgang H. R. (2001): Behandlung motorischer Störungen nach Schlaganfall. Die Taubsche Bewegungsinduktionstherapie. Göttingen: Hogrefe. S. 7.

erläuterten Pflegekonzepte in ihrer Anwendbarkeit und Wirksamkeit zu bewerten und ihre Grenzen aufzuzeigen. Das darauffolgende Kapitel, welches ein traditionelles und ein neueres Schlüsselkonzept zur Rehabilitation von Schlaganfallbetroffenen zum Thema hat, arbeitet die Prinzipien und pflegerische Anwendung der Behandlungskonzepte auf. Damit soll eine der oben genannten Fragestellungen beantwortet und der Grundstein für die anschließende kritische Reflexion gelegt werden. Somit soll das vorletzte Kapitel die Pflegekonzepte kritisch prüfen und einen Versuch unternehmen, die selbigen in Hinsicht auf ihre Umsetzbarkeit und Wirksamkeit zu prüfen sowie deren Grenzen zu beurteilen. Abschließend fasst eine Schlussbetrachtung die wichtigsten Aspekte der Arbeit zusammen und dient zugleich der Rückführung zum Thema.

Die Quellen zur Bearbeitung der Kapitel wurden über den Internet Katalog und die medizinischen Datenbanken der sächsischen Landes- Staats- und Universitätsbibliothek Dresden ausgewählt. Weiterhin wurden die Internetpräsens der Vereinigung der Bobath-Therapeuten Deutschlands e.V., der Bobath Initiative für Kranken- und Altenpflege e.V. sowie des europäischen Kinaesthetics Netzwerkes als Quellenlieferanten für die Bearbeitung genutzt. Dabei dienten Suchbegriffe wie *Schlaganfall*, *Pflegekonzept*, *Bobath* und *Kinästhetik* zur Findung geeigneter Quellen. Von den aufgeführten und gefundenen Quellen wurden im Nachhinein diejenigen zur Bearbeitung des Themas verwendet, die ein aktuelles Datum und verlässliche Quellen vorzuweisen hatten. Bei meiner Literaturrecherche stellte sich schnell heraus, dass zu dem Thema des Krankheitsbildes des Schlaganfalls zwar reichlich, jedoch weitestgehend ältere, deutsche Literatur zur Verfügung steht. Die Folgen eines Schlaganfalls und dabei vor allem die sozialen Folgen in ihrer Ganzheit arbeitet kaum ein Werk umfangreich heraus. Da lediglich Wilhelm und Lauer dieser Komplexität gerecht werden, wurde für die Beantwortung des 2. Kapitels vor allem auf deren Werk zurückgegriffen. Zu dem Bobath-Konzept® und Kinaesthetics® lassen sich viele Werke, vor allem viele Zeitungsartikel, auffinden. Zu der pflegerischen Umsetzung der selbigen, vor allem des Bobath-Konzeptes®, gibt es bis jetzt nur wenig deutsche Publikationen. Daher sind vor allem die Veröffentlichungen von Dammshäuser und Friedhoff sowie Schieberle für das Bobath-Konzept® und von Hatch und Maietta sowie von Asmussen für Kinaesthetics® verwandt worden.

## 2. Der Schlaganfall – Ein folgenschweres und komplexes Ereignis

Im folgenden Kapitel sollen der Schlaganfall und seine Ursachen kurz definiert und näher erläutert werden. Ebenso sollen dessen physische, psychische und sozialen Folgen für die Betroffenen betrachtet werden. Unabhängig von dem Ausmaß der Schädigung und der Kombination der Symptome werden die wichtigsten möglichen Folgen durch einen zerebralen Insult mit in die Betrachtung einbezogen. Durch dieses Kapitel soll verdeutlicht werden, wie weitreichend die Folgen einer Apoplexia cerebri sein und in welchem Ausmaß die Betroffenen Beeinträchtigungen erfahren können.

Laut dem Roche Lexikon wird eine Apoplexia, -xie im Allgemeinen definiert als „plötzliche Durchblutungsstörung (Blutung oder Ischämie) in einem Organ oder einer Körperhöhle"[7]. Spezieller gesprochen heißt es dort, dass eine Apoplexia cerebri oder auch „zerebraler Insult, apoplektischer Insult, Schlaganfall, Gehirnschlag"[8] genannt, eine „mit neurologischen Defiziten einhergehende zerebrovaskuläre Erkrankung [ist – H.B.]"[9]. Zu den Ursachen eines zerebralen Insultes zählen der ischämische und der hämorrhagische Insult. Dabei liegt dem klinischen Bild des Schlaganfalls in ca. 80-85% der Fälle ein ischämischer und in ca. 15% der Fälle ein hämorrhagischer Infarkt zugrunde.[10] Der ischämische Infarkt wird laut Wilhelm und Lauer definiert als eine „Unterversorgung des Gehirns mit Nährstoffen durch den Verschluss eines Blutgefäßes"[11]. Ursachen eines ischämischen Infarktes können vielfältig sein. Mehrholz unterscheidet zwischen drei Ursachen. Zu diesen zählen Thromben, Embolien sowie eine systemische Hypoperfusion oder venöse Thrombosen.[12] Der hämorrhagische Infarkt als die seltenere aber oft dramatischere zu Grunde liegende Ursache aller Schlaganfälle wird laut Roche Lexikon definiert als eine „spontane Gefäßruptur mit nachfolgender intrazerebraler oder subarachnoidaler Blutung u. Gewebeuntergang"[13]. Ursachen der Hirnblutung können „Aneurysma- oder Angiomrupturen [...], intrazerebrale Massenblutungen bei hypertonischen Krisen [...], Hirntumoren, Störungen des Blutgerinnungsmechanismus oder

---

[7] Hoffmann-La Roche AG; Urban & Fischer (Hrsg.) (2003): Apoplexia, -xie – A. cerebri. In: Roche Lexikon. Medizin. Hoffmann-La Roche AG; Urban & Fischer (Hrsg.), 5. Aufl., München; Jena: Urban & Fischer, S. 109.
[8] Ebd.
[9] Ebd.
[10] Vgl.: Ringelstein, E. Bernd; Nabavi, Darius G. (2007): S. 20.
[11] Wilhelm, Jürgen; Lauer, Alfred (2003): Schlaganfall. Akutfall, Reha, Beruf und Familie – Was Sie jetzt tun können. Stuttgart: TRIAS Verlag, S. 14.
[12] Vgl. ebd.: Mehrholz, Jan (Hrsg.) (2008): S. 1-4.
[13] Hoffmann-La Roche AG; Urban & Fischer (Hrsg.) (2003): S. 109.

spontane Änderungen der Gefäßwanddurchlässigkeit"[14] sein. Ebenso kann der „Austritt von Blut aus dem intrakraniellen Gefäßsystem traumatisch bedingt sein"[15].

Da das Gehirn „nicht oder nur in sehr begrenztem Umfang in der Lage (ist), als Ersatz für die nicht mehr vorhandenen Zellen neue zu bilden, die deren Funktion übernehmen könnten"[16], ist durch einen Schlaganfall mit schwerwiegenden Folgen zu rechnen. Auch Wilhelm und Lauer bekräftigen diese Folgenschwere des Schlaganfalls im Vergleich zu anderen Erkrankungen, wenn diese behaupten, dass „Schädigungen im Gehirn den Menschen in seiner Gesamtheit stärker (verändern), als dies bei jedem anderen Körperorgan der Fall ist"[17]. Je nach Ausmaß des Schadens können die Folgen und die Symptome für die betroffenen Personen unterschiedlich ausfallen. Dabei ist der Umfang der Schädigung nach einem Schlaganfall abhängig von der Größe des vom Thrombus betroffenen Gefäßes, von der Lage der Schädigung, von der Größe des Hirnödems, von der Ausdehnung der Blutung sowie von der Dauer der Schädigung.[18] Auch kann je nach betroffener Hirnarterie die Kombination der Symptome variieren.[19]

Neben den offensichtlich körperlichen Folgen eines apoplektischen Insultes soll zunächst darauf verwiesen werden, dass der selbige auch ohne wahrnehmbare Symptome verlaufen kann. In diesem Fall wird von einem stummen oder stillen Schlaganfall gesprochen.[20] Das wohl klassischste Symptom dieses Krankheitsbildes ist die Lähmung. Dabei wird zwischen einer Paralyse[21] beziehungsweise Plegie und einer Parese[22] unterschieden. Dementsprechend fehlt die Fähigkeit zur Bewegung entweder gänzlich oder die selbige ist bei parallelem Erhalt einer Restbeweglichkeit eingeschränkt. Dazu bemerkt Friedhoff, dass es, bedingt durch die sich zum größten Teil kreuzenden Pyramidenbahnen, bei einem Schlaganfall „in der linken Hirnregion zu Ausfällen auf der rechten Körperseite und umgekehrt"[23] kommt. Dabei weist Friedhoff ebenfalls darauf hin, dass von einer „„mehr " [Herv. d. Verf.] und einer „weniger betroffenen Seite"

---

[14] Ebd.
[15] Ebd.
[16] Ebd.: S. 49.
[17] Ebd.: S. 50.
[18] Vgl.: Friedhoff, Michaela (2011): Pflege und Begleitung alter Menschen mit Erkrankungen des ZNS. Schlaganfall. In: Köther, Ilka (Hrsg.): Altenpflege. 3. Aufl., Stuttgart: Thieme, S. 500.
[19] Vgl.: Menche, Nicole; Lektorat Pflege (Hrsg.) (2007): Pflege Heute. Lehrbuch für Pflegeberufe. 4. Aufl., München: Urban & Fischer, S. 1296.
[20] Vgl.: Wilhelm, Jürgen; Lauer, Alfred (2003): S. 75-76.
[21] Ist eine „komplette [...] periphere oder zentrale Unterbrechung der nervalen Versorgung". Hoffmann-La Roche AG; Urban & Fischer (Hrsg.) (2003): Paralyse, Paralysis. In: Roche Lexikon. Medizin. Hoffmann-La Roche AG; Urban & Fischer (Hrsg.), 5. Aufl., München; Jena: Urban & Fischer, S. 1408-1409.
[22] Ist eine „teilweise [...] periphere oder zentrale Unterbrechung der nervalen Versorgung". Ebd.
[23] Friedhoff, Michaela (2011): S. 500.

[Herv. d. Verf.]"[24] gesprochen werden sollte, da sich ein kleiner Teil der Pyramidenbahnen nicht kreuzt und daher zu der ihnen entsprechenden Körperseite zieht. Je nach Lokalisation der Lähmung kann eine Monoparese/-plegie, eine Hemiparese/-plegie, eine Paraparese/-plegie sowie eine Tetraparese/-plegie vorliegen. Entsprechend des Präfixes sind entweder ein einzelner Arm oder ein einzelnes Bein, die rechte oder die linke Körperhälfte, beide Arme oder Beine oder alle vier Gliedmaßen weniger oder mehr betroffen. Zudem kann der Schlaganfallbetroffene eine Fazialisparese bekommen, bei der die nervale Versorgung des Gesichtes durch den Gesichtsnerv beeinträchtigt ist. Die Folgen dessen sind eine Asymmetrie des Gesichtes und ein herabhängender Mundwinkel.[25] Neben diesen äußerlichen Symptomen kann es zu einer Abnahme der Tränensekretion sowie zu Geschmacks- und Hörstörungen kommen.[26] Während die Lähmungen kurz nach dem zerebralen Insult schlaff sind, werden die selbigen nach Tagen oder Wochen spastisch. Diese sogenannte Spastik, welche eine Erhöhung des Muskeltonus nach sich zieht, betrifft vor allem Muskelgruppen, die der Schwerkraft entgegenwirken. Ohne rechtzeitige und kontinuierliche Therapie können Kontrakturen die Folge einer Spastik sein.[27] Eine weitere Folge nach einem Schlaganfall können Sensibilitätsstörungen sein, wobei die Reizwahrnehmung des Patienten beeinträchtigt ist. Dabei können insbesondere Hypästhesien, also ein vermindertes Empfinden von Sinnesreizen, auftreten. Unter Umständen können die Betroffenen Berührungen nicht wahrnehmen oder verspüren ein Kribbeln oder Ameisenlaufen.[28] Häufig können Betroffene nach einem Schlaganfall auch an einer Aphasie leiden. Darunter wird eine „zentrale *Sprachstörung* [Herv. d. Verf.] [...] bei intakten Sprechorganen"[29] verstanden. Dabei können diese Sprachstörungen je nach Schweregrad von leichten Unsicherheiten beim Finden von Wörtern bis hin zum Verlust des Verstehens von Sprache reichen. Somit kann es zu Beeinträchtigungen der Sprachproduktion und/oder des Sprachverständnisses kommen. Dies kann sich unter anderem bemerkbar machen durch die Verwechslung der Bedeutung von Wörtern, Wortfindungsprobleme, eine fehlerhafte Syntax, einen Telegrammstil, die Bildung neuer Laute, Silben und Worte sowie ständige Lautwiederholungen.[30] Menche und das Lektorat Pflege bezeichnen die Aphasie und andere Beeinträchtigungen auch als

---

[24] Ebd.
[25] Vgl.: Wilhelm, Jürgen; Lauer, Alfred (2003): S. 76-79.
[26] Vgl.: Menche, Nicole; Lektorat Pflege (Hrsg.) (2007): S. 1325.
[27] Vgl.: Wilhelm, Jürgen; Lauer, Alfred (2003): S. 79.
[28] Vgl. ebd.: S. 81.
[29] Vgl.: Menche, Nicole; Lektorat Pflege (Hrsg.) (2007): S. 1286.
[30] Vgl.: Wilhelm, Jürgen; Lauer, Alfred (2003): S. 81-83.

„Werkzeugstörungen"[31]. Unter weiteren Werkzeugstörungen werden laut diesen die Agraphie, die Alexie, die Akalkulie, die Apraxie, die Agnosie und der Neglect zusammengefasst. Wobei unter einer Agraphie, Alexie und Akalkulie das Unvermögen zu schreiben, zu lesen und zu rechnen verstanden wird. Eine Apraxie bezeichnet die Unfähigkeit Bewegungsabläufe, wie zum Beispiel das alltägliche Zähne putzen, koordiniert und in der richtigen Abfolge durchzuführen. Dahingegen ist bei einer Agnosie das Erkennen gestört, wobei dies auf verschiedene Sinneseindrücke zutreffen kann. So kann der Patient zum Beispiel bei einer visuellen Agnosie einen Gegenstand nicht seiner richtigen Bezeichnung oder Bedeutung zuordnen, erkennt ihn also nicht als solchen und in seiner Funktion. Bei einer Anosognosie erkennt der Patient seine Erkrankung nicht. Dies kann sich in der Art und Weise äußern, als das der Betroffene trotz einer Lähmung fest davon ausgeht, er sei in der Lage zu laufen.[32] Bei einem Neglect nehmen die Patienten eine Körper- oder Raumhälfte nicht wahr, was zu einer Vernachlässigung beziehungsweise einer Ignorierung der selbigen führt. Dies kann verschiedene Sinne wie das Sehen, Hören, Fühlen, die Steuerung von Bewegungen sowie das räumliche Vorstellungsvermögen betreffen. Dementsprechend vernachlässigen diese Patienten eine Körperseite zum Beispiel beim Waschen, Ankleiden oder Schminken und sehen Gegenstände oder Personen einer Raumhälfte nicht.[33] Letztendlich können Patienten nach einem Schlaganfall zudem an einer Sprech- (Dysarthrie) oder Schluckstörung (Dysphagie) leiden. Zu derartigen Folgen kommt es, wenn die Sprechmotorik und damit die Sprechorgane geschwächt oder gelähmt sind. Aufgrund dessen können neben dem Sprechen auch die Atmung, das Kauen und das Schlucken stark beeinträchtigt sein.[34] Weitere Symptome, die sich äußern können, sind Harninkontinenz oder -verhalt, Bewusstseinseintrübung oder Verwirrtheitszustände.[35]

Durch die stark veränderte Lebenssituation der Betroffenen nach einem Schlaganfall können neben physischen Symptomen auch psychische Symptome auftreten. Diese können von kleineren „Auffälligkeiten im Gefühlsbereich"[36] bis hin zu größeren Beeinträchtigungen der Gefühle oder psychischen und neurologischen Erkrankungen reichen. Zu den geringfügigeren Auffälligkeiten im Gefühlsbereich gehören zum Beispiel

---

[31] Menche, Nicole; Lektorat Pflege (Hrsg.) (2007): S. 1286.
[32] Vgl. ebd.: S. 1287.
[33] Vgl.: Kerkhoff, Georg; Neumann, Günter; Neu, Joachim (2008): Ratgeber Neglect. Leben in einer halbierten Welt. Göttingen; Bern; Wien: Hogrefe, S. 15.
[34] Vgl.: Wilhelm, Jürgen; Lauer, Alfred (2003): S. 85-87.
[35] Menche, Nicole; Lektorat Pflege (Hrsg.) (2007): S. 1296.
[36] Wilhelm, Jürgen; Lauer, Alfred (2003): S. 88.

andauerndes Weinen oder Aggressionen. Dabei kann es schon bei unwesentlichen An-
lässen zu starken Gefühlsausbrüchen kommen, obwohl dem Betroffenen nicht nach
Weinen ist und er die Krankheit längst angenommen hat. Dahingegen äußern sich ext-
rovertierte Handlungen wie Aggressionen zum Beispiel als Wut- und Fluchanfälle sowie als Stimmungsschwankungen.[37] Zu einer der beträchtlicheren Störungen der Gefühle können unter anderem Ängste zählen. Diese können zum einen hirnbedingt sein oder
als sekundäre Erscheinung im Zusammenhang mit den Folgen der Erkrankung auftreten. Dabei können sich die Ängste in Bezug auf verschiedenste Bereiche, die den Betroffenen tangieren, äußern. Eine weitere psychische Folge, die eintreten kann, ist die
Trauer, die letztlich auch in einer Depression münden kann. Bedingt durch die oftmals
vollkommen veränderte Situation, welche in vielerlei Hinsicht schwerwiegende Konsequenzen nach sich zieht, kann es zu diesen Folgen kommen. Dabei verläuft die Trauer
meist in Stadien und kann sich über Monate hinziehen, wobei der Ablauf der selbigen je
nach Persönlichkeit und Ausmaß der Folgen divergieren kann. Wird der Trauerprozess
nicht bewältigt, können die Betroffenen in eine Krise geraten, welche in einer psychischen Störung wie der Depression münden kann. Diese kann sich neben einer Vielzahl
von Symptomen unter anderem in Form von Stimmungsschwankungen, einer andauernden gedrückten Stimmung, Interessenlosigkeit an früher lieb gewonnenen Aktivitäten, Antriebslosigkeit, Suizidgedanken, Konzentrations- und Schlafstörungen sowie
Insuffiziensgefühlen bemerkbar machen.[38] Aufgrund des steigenden Alters der vom
Schlaganfall Betroffenen sowie durch mehrere Reinfarkte, kann neben leichten und vo-
rübergehenden Orientierungs- und Gedächtnisstörungen eine dauerhafte Demenz die
Folge sein. Diese kann sich vor allem in Schüben und mit Symptomen wie Vergesslich-
keit, Sprachstörungen, Interessenlosigkeit, Orientierungslosigkeit, Misstrauen sowie
chronischer Verwirrtheit äußern.[39]

    In Anbetracht der oben geschilderten Folgen ist nachvollziehbar, dass ein
Schlaganfall – immer abhängig vom Ausmaß der selbigen – einen beträchtlichen Ein-
fluss auf die Lebensqualität der Betroffenen sowie auf die Aktivitäten des täglichen
Lebens, das Leben in der Familie und mit Freunden, die berufliche Situation sowie die
Freizeit haben kann. Görres schreibt dazu, dass der Schlaganfall „nicht nur Lebensum-
stände und Lebenserwartung des Betroffenen beeinträchtigt, sondern sein gesamtes

---

[37] Vgl. ebd.: S. 88.
[38] Vgl. ebd.: S. 109-113.
[39] Vgl. ebd.: S. 115-117.

Umfeld in einer komplexen Weise berührt"[40], wobei dieser Komplexität hier nicht in ihrem vollen Umfang nachgegangen werden kann. Im Folgenden sollen die sozialen Folgen kurz unter Berücksichtigung der oben genannten Einschränkungen abgeleitet werden. Unter Betrachtung der Aktivitäten des täglichen Lebens ergeben sich bereits zahlreiche Einschränkungen wie Schwierigkeiten beim Wach sein und Schlafen, Waschen und Ankleiden, Bewegen, Essen und Trinken, Ausscheiden, Kommunizieren sowie beim sich als Mann oder Frau fühlen. So können bereits kleine Dinge wie das Rasieren und Haare kämmen, das aus dem Bett aufstehen und die Nahrungsaufnahme Probleme bereiten oder gar nicht mehr möglich sein. Ebenso kann die Bewältigung von Alltagsaufgaben schwer beeinträchtigt sein, angefangen beim Auto fahren bis hin zur Erledigung von Haushaltsbelangen. Was das Leben in der Familie und mit Freunden betrifft, ist zunächst darauf zu verweisen, dass die Rollen, welche Betroffene vor dem Ereignis inne hatten, nicht mehr in dem Umfang wie gewohnt wahrgenommen werden können. So kann es zum Beispiel sein, dass die Betroffenen ihrer Rolle als Familienvater oder -mutter, als Ehemann oder -frau sowie als Freund oder Freundin nicht mehr zur eigenen Zufriedenheit und eventuell auch zur Zufriedenheit der anderen gerecht werden können. Zudem ist die Teilhabe innerhalb des sozialen Umfeldes eingeschränkt. Unter Umständen ist auch die Ausübung der beruflichen Tätigkeit durch die Erkrankung tangiert. So kann es sein, dass dieser nicht mehr voll ausgeübt werden kann und somit auch die finanzielle Situation und die Existenz bedroht sind. Weitere Einschränkungen, die es nicht mehr erlauben Lieblingsbeschäftigungen wie zum Beispiel dem Sport oder dem Reisen nachzugehen, nehmen den Betroffenen zusätzlich die Möglichkeit zum Vergnügen und verschärfen eventuelle psychische Auffälligkeiten.

Zusammenfassend ist zu erwähnen, dass sich ein Mensch nach einem derartigen Ereignis eventuell nicht mehr als vollwertige Person fühlt oder wahrnimmt, was auf die oben geschilderten vielschichtigen Folgen zurückgeführt werden kann. Die oben erläuterten Folgen machen deutlich, dass ein Schlaganfall „nicht nur ein medizinisches Problem, sondern auch ein psychisches und soziales Problem"[41] darstellt.

---

[40] Görres, Stefan (1994): Psychosoziale Folgen des Schlaganfalls und deren Bewältigung. Rehabilitation und Nachsorge. In: Schütz, Rudolf-M.; Meier-Baumgartner, Hans-Peter (Hrsg.): Der Schlaganfall-Patient. Bern; Göttingen; Toronto; Seattle: Hans Huber, S. 151.
[41] Ebd.

## 3. Pflegekonzepte – Eine Bestandsaufnahme

Da der Schlaganfall eine der häufigsten Ursachen für dauerhafte Pflegebedürftigkeit darstellt, ist es wichtig, dieses Krankheitsbild in dem ganzen Ausmaß seiner Folgen zu begreifen. Dies ist essenziell, um im Nachhinein Betroffene nach einem derartigen Ereignis entsprechend ihrer individuellen Probleme und Ressourcen professionell pflegen zu können. Gegenwärtig gibt es unter anderen zwei etablierte Pflegekonzepte – ein älteres und ein neueres –, mittels derer die angemessene Versorgung von Schlaganfallpatienten gewährleistet werden soll. Diese im Folgenden vorgestellten Pflegekonzepte, sind Konzepte, die in der „akuten wie auch in der subakuten und chronischen Phase verordnet und in stationärem, teilstationärem und ambulantem Rahmen durchgeführt"[42] werden.

### 3.1 Das Bobath Konzept®[43] als traditionelle Konzeption

Freivogel fasst das Bobath-Konzept als traditionelles Konzept auf.[44] Noch heutzutage ist dieses Konzept Inhalt und Schwerpunkt in der Aus- sowie Weiterbildung.[45] So ist es zum Beispiel im sächsischen Lehrplan für die Berufsfachschule für Gesundheits- und Krankenpflege sowie Gesundheits- und Kinderkrankenpflege unter dem Themenbereich 2 *Pflegemaßnahmen auswählen, durchführen und auswerten* verankert. Dort heißt es, dass die SchülerInnen „Grundprinzipien [...] des Bobath-Konzeptes"[46] anwenden sollen. Aufgrund der langen Tradition dieses Konzeptes und der noch heute stattfindenden Vermittlung und Anwendung des selbigen soll dieses im Folgenden näher untersucht werden.

---

[42] Freivogel, S. (2011): Grundzepte der Physiotherapie. In: Dettmers, Christian; Stephan, Klaus Martin (Hrsg.): Motorische Therapie nach Schlaganfall. Von der Physiologie bis zu den Leitlinien. Bad Honnef: Hippocampus Verlag, S. 106.

[43] Der Vollständigkeit wegen sei auf das Zeichen ® für registrierte Warenmarken oder Dienstleistungsmarken verwiesen, da im Folgenden auf dieses verzichtet wird.

[44] Vgl.: Freivogel, S. (2011): S. 106-107.

[45] Vgl.: Lorenz, Mario; Lunz, Nicole (2013): Bobath – Lagerung und Transfer. In: Fiedler, Christine; Köhrmann, Martin; Kollmar, Rainer (Hrsg.): Pflegewissen Stroke Unit. Für die Fortbildung und die Praxis. Berlin; Heidelberg: Springer, S. 142.

[46] Sächsisches Staatsministerium für Kultus und Sport (2005): Lehrplan für die Berufsfachschule. Gesundheits- und Krankenpflege. Gesundheits- und Kinderkrankenpflege. S. 18. Unter: http://www.bildung.sachsen.de/apps/lehrplandb/downloads/lehrplaene/lp_bfs_gesundheits-%20und%20krankenpflege.pdf (Zugriff: 20.06.2013)

### 3.1.1 Definition und Entwicklung

Die Vereinigung der Bobath-Therapeuten Deutschlands e.V. definiert das Bobath-Konzept allgemein als ein „Therapiekonzept auf neuro-physiologischer Grundlage unter Einbeziehung des Menschen in seiner Persönlichkeit"[47]. Weiterhin erläutern die selbigen, dass dieses Therapiekonzept ein „bewährtes, weltweit verbreitetes bewegungstherapeutisches Behandlungskonzept für Menschen mit motorischen Beeinträchtigungen aufgrund neurologischer Funktionsstörungen"[48] ist, welches bei „Säuglingen, Kindern, Jugendlichen und Erwachsenen mit angeborener bzw. frühkindlich erworbener zerebraler Bewegungsstörung, bei Entwicklungsverzögerungen unklarer Genese, sensomotorischen Störungen und anderen neurologischen sowie neuromuskulären Erkrankungen"[49] anwendbar sei. Gegenwärtig spielt das Bobath-Konzept eine wichtige Rolle in der Pflege und Rehabilitation von Patienten mit Störungen des zentralen Nervensystems und wird von Pflegenden, Physio-, ErgotherapeutInnen, LogopädInnen, sowie von ÄrztInnen angewandt.[50] Dazu führt die Vereinigung der Bobath-Therapeuten Deutschlands e.V. an, dass dieses Konzept im besten Falle in interdisziplinärer Arbeit angewendet werden sollte.[51] Was speziell das pflegerische Handlungsfeld anbelangt, hat die Bobath Initiative für Kranken- und Altenpflege e.V. eine eigene, spezifische Definition für die Arbeit mit dem Bobath-Konzept erarbeitet:

> „Therapeutisch aktivierende Pflege bezieht sich auf Menschen mit Pflegebedarf und bildet die Grundlage für die Entwicklung von körperlichen, geistigen, emotionalen und sozialen Fähigkeiten. Sie bezieht die vorhandenen Fähigkeiten und Fertigkeiten ein, und stellt sie in einen sinnvollen Kontext. Die Therapeutisch aktivierende Pflege ist gekennzeichnet durch einen Beziehungsprozess mit zielgerichteten Maßnahmen und Aktivitäten. Interventionen im Rahmen der Therapeutisch aktivierenden Pflege sowie Zielsetzung derselben werden gemeinsam mit Patienten, dem Team und den Angehörigen geplant, durchgeführt und im Prozess evaluiert."[52]

Das Bobath-Konzept wurde von Berta und Karel Bobath ins Leben gerufen. Berta Bobath, geborene Busse, kam 1907 als Kind jüdischer Abstammung in Berlin zur

---

[47] http://www.bobath-konzept-deutschland.de (Zugriff: 06.06.2013)
[48] Ebd.
[49] Ebd.
[50] Vgl.: Lorenz, Mario; Lunz, Nicole (2013): Bobath – Lagerung und Transfer. In: Fiedler, Christine; Köhrmann, Martin; Kollmar, Rainer (Hrsg.): Pflegewissen Stroke Unit. Für die Fortbildung und die Praxis. Berlin; Heidelberg: Springer, S. 142.
[51] http://www.bobath-konzept-deutschland.de (Zugriff: 06.06.2013)
[52] Gerdelmann, Nikolaus (2009): BIKA®-Definition. Therapeutisch aktivierende Pflege. In: Die Schwester Der Pfleger, 48. Jg., H. 2, S 128.

Welt.[53] Während ihrer Ausbildung zur Gymnastiklehrerin beschäftigte sie sich bereits intensiv mit physiologischen Bewegungsabläufen sowie Entspannungstechniken und absolvierte später auch eine Ausbildung zur Physiotherapeutin. Lorenz und Lunz beschreiben als ein Schlüsselerlebnis von Bobath die Behandlung eines Patienten mit Hemiplegie sowie einer Spastik der oberen Extremität und die Reaktion dessen auf die passive Bewegung durch Berta Bobath im Jahre 1943. Dabei beobachtete sie vorerst die Reaktion des Patienten auf ihre Bewegung, statt mit ihm zu üben. Erkenntnisse von Bobath daraus waren, dass der Patient Bewegungen durch Empfindungen erlernt und dass eine Spastik durch diverse Bewegungen und Stellungen beeinflusst werden kann.[54] Die Feststellungen Bobaths waren deswegen neuartig, da bis zu diesem Zeitpunkt die Meinung vorherrschte, dass Spastizität nicht beeinflussbar und dass demzufolge die mehr betroffene, spastische Seite des Patienten nicht mehr nutzbar sei. Dementsprechend wurde die mehr betroffene Seite bei rehabilitativen Maßnahmen ignoriert und stattdessen die weniger betroffene Seite behandelt, um Defizite durch die Behandlung der selbigen zu kompensieren. Grundlage für diese Standpunkte und die daraus resultierenden Behandlungsprinzipien war der damals aktuelle neurowissenschaftliche Kenntnisstand. Dabei ging man davon aus, dass das zentrale Nervensystem hierarchisch gegliedert ist und somit von der Großhirnrinde die Steuerung aller untergeordneten Komplexe ausgeht. Dies würde – im damaligen Sinne – in der Folge bedeuten, dass die von der Großhirnrinde abhängigen Zentren bei einem Defekt der selbigen keine Befehle mehr erhalten würden und somit ihre Funktionen nicht mehr ausüben könnten.[55] Aufgrund der diesen Lehrmeinungen entgegengesetzten Erfahrungen Bobaths geht Barth so weit und nennt Bobaths Schlussfolgerungen, dass das „ZNS kein starrer Komplex (sei) und [...] sich nach einer Schädigung Einflüssen durch die Umgebung"[56] anpasse, richtungweisend und revolutionär. An diesem Wendepunkt im Leben von Bobath spielte ihr Ehemann Karel Bobath eine wichtige Rolle. Dieser wurde 1906 als Kind ungarisch-tschechischer Abstammung in Berlin geboren und studierte im weiteren Verlaufe seines Lebens Medizin, um später den Titel *Facharzt für Neurologie* zu erlangen. Er war es, der versuchte, unter Hinzuziehung der Erkenntnisse der Neurophysiologie, Begründungen für die Beobachtungen seiner Frau zu finden. Nach diesen neuartigen Erfahrungen

[53] Vgl.: Friedhoff, Michaela; Schieberle, Daniela (2012): Praxis des Bobath-Konzepts. Grundlagen – Handling – Fallbeispiele. 2. Aufl., Stuttgart; New York: Thieme, S. 5.
[54] Vgl.: Lorenz, Mario; Lunz, Nicole (2013): S. 142.
[55] Friedhoff, Michaela; Schieberle, Daniela (2012): S. 5.
[56] Barth, Cornelia Anne (2003): Das Bobath-Konzept unter der Lupe. Etablierte Methode im Blick der Wissenschaft. In: physiopraxis, H. 2, S. 26.

gründete das Paar gemeinsam in London ein Zentrum zur Behandlung von Patienten mit Beeinträchtigungen der Bewegung. Dort leiteten sie unter anderem auch Fort- und Weiterbildungen für Mediziner, Therapeuten und Pflegende, um ihre gesammelten Erfahrungen an andere weiterzugeben.

Durch unterschiedliche Veränderungen in der Medizin hat sich das Bobath-Konzept ebenfalls weiterentwickelt. Durch immer wieder stattfindende Modifikationen, was unter anderem die Diagnostik und Therapie in der Akutmedizin sowie die neuen neurophysiologischen Erkenntnisse betrifft, unterliegt das Konzept weiterhin einem ständigen Wandel. Friedhoff und Schieberle betonen dabei, dass sich jedoch nicht die Prinzipien des Konzeptes sondern vielmehr die Schwerpunkte der Behandlung verlagern. Dabei konzentrieren sich pflegerische Maßnahmen heutzutage auf die Aktivierung des Patienten, die Schonung der Gelenke sowie die Kontrolle des Tonusaufbaus.[57] Ebenfalls ist ein zentrales Element bei der Zusammenarbeit mit Patienten nach einem Schlaganfall die „Bewegungsanbahnung und Bewegungserleichterung"[58]. So sollen die Ressourcen des Patienten genutzt, die Individualität des Patienten berücksichtigt, die Motivation gefördert und Problemlösungen unterstützt werden. Dafür initiieren Pflegende den Einsatz von Hilfsmitteln und die Umgestaltung des Umfeldes.[59]

Eine Begründung für die Bezeichnung des Bobath-Konzeptes als Konzept und nicht als Methode liefert Bobath in einem ihrer zahlreichen Werke:

> „Die Behandlung ist kein fertiges System, das aus diversen festgelegten Übungen und Mustern besteht. Wie bisher werden sich die Techniken durch das Lernen am Patienten mit seinen Reaktionen immer weiter verändern."[60]

Diese Aussage impliziert Bobaths Anliegen nach einer stetigen Weiterentwicklung des Konzeptes und macht deutlich, dass an dieser Stelle noch keine Ende der Entfaltung des selbigen erreicht ist. Da lediglich die Prinzipien des Konzeptes als feste Grundlage Bestand haben, werden diese im Folgenden erläutert.

---

[57] Vgl.: Friedhoff, Michaela; Schieberle, Daniela (2012): S. 7.
[58] Dammshäuser, Birgit (2012): S. 8.
[59] Vgl. ebd.: S. 8.
[60] Bobath, Berta (1973): Die Hemiplegie Erwachsener. Befundaufnahme, Beurteilung und Behandlung. Stuttgart: Thieme, S. III.

### 3.1.2 Prinzipien und deren pflegerische Integration

Friedhoff und Schieberle betonen, dass es Bobath als sehr wichtig empfand, dass auch Pflegende das Bobath-Konzept anwenden.[61] Diese Erkenntnis von Bobath ist als äußert wertvoll zu betrachten, da Pflegende – vor allem im stationären Alltag – ständige Begleiter der Patienten sind und vor allem in Hinsicht auf die Interdisziplinarität ebenfalls einen wichtigen Bestandteil des multiprofessionellen Teams darstellen. Zudem wird es dem Anspruch des Konzeptes ein „24-Stunden-Konzept"[62] darstellen zu wollen gerecht.

Das Konzept beruht auf der Grundannahme, dass das zentrale Nervensystem in der Lage ist, sich anzupassen und umzuorganisieren und damit auch lernfähig ist. Grund dafür sind verschiedene Mechanismen. Dazu zählen unter anderem die Fähigkeit des Nervensystems bisher ungenutzte Synapsen durch biochemische Prozesse und rehabilitative Stimuli zu aktivieren, die Fähigkeit zur Sprossenbildung von Axonen sowie die Fähigkeit bestimmte motorische Bahnen vermehrt zu nutzen.[63] Aufgrund dieser Erkenntnisse ist es wichtig, dass dem Patienten durch das pflegerische und therapeutische Team physiologische Bewegungsmuster ermöglicht und angebahnt und demzufolge pathologische Bewegungen vermieden werden. Denn ein Zulassen abnormer Bewegungen würde zwangsläufig zu einer Etablierung falscher synaptischer Verbindungen führen.[64]

Um abnorme Bewegungen zu vermeiden und um einen Patienten nach Schlaganfall in den Aktivitäten des täglichen Lebens professionell unterstützen zu können, sollten nach dem Bobath-Konzept drei fundamentale Prinzipien beachtet werden. Dazu zählen die Förderung von normalen Bewegungsabläufen, die Normalisierung und Regulation des Muskeltonus und die Förderung der Körperwahrnehmung.[65] Diese Fundamente können zugleich als Ziele des Konzeptes verstanden werden.

Die Orientierung an normalen Bewegungsabläufen setzt die Kenntnis über den Ablauf der selbigen voraus. Dies ist wichtig, um physiologische Bewegungen ermöglichen und pathologische Bewegungen erkennen und vermeiden zu können. Dabei gibt es mehrere Merkmale, die eine physiologische Bewegung ausmachen. So sind diese in der

---

[61] Vgl.: Friedhoff, Michaela; Schieberle, Daniela (2012): S. 8.
[62] Freivogel, S. (2011): S. 107.
[63] Vgl.: Ringelstein, E. Bernd; Nabavi, Darius G. (2007): S. 237.
[64] Vgl.: Freivogel, S. (2011): S. 107.
[65] Vgl.: Friedhoff, Michaela; Schieberle, Daniela (2012): S. 8.

Regel fließend, ökonomisch, an die Situation angepasst, zielgerichtet, individuell und automatisiert.[66]

Durch die Normalisierung des Muskeltonus werden physiologische Bewegungsabläufe erst ermöglicht. Wie bei den physischen Folgen bereits beschrieben, ist die Muskulatur der betroffenen Seite entweder schlaff oder spastisch. Um jedoch physiologische Bewegungen durchführen zu können, ist ein normaler Muskeltonus notwendig. Denn dieser ermöglicht es, den Spannungszustand sofort an die jeweilige Situation anzupassen. Ein Beispiel dafür ist das Laufen. Um laufen zu können, wird ein hoher Muskeltonus benötigt, um der Erdanziehungskraft entgegenwirken zu können. Gleichzeitig wird ein niedriger Tonus benötigt, um die Bewegung der Beine zu ermöglichen. Um den Tonus überhaupt beeinflussen zu können, ist es notwendig, dessen Einflussfaktoren zu kennen. So können zum Beispiel psychische Faktoren wie Angst oder Freude, unzureichende Informierung des Patienten, kalte Temperaturen, Größen wie Zeit und Geschwindigkeit und damit verbunden Hektik oder Schmerz den Muskeltonus steigern. Dahingegen senken eine Aufklärung des Patienten, warme Temperaturen, eine ruhige Ausstrahlung seitens der Pflegekraft sowie die Abwesenheit von Schmerz den Muskeltonus. Daneben gibt es spezifische Faktoren, die Einfluss auf den Muskeltonus nehmen. Dazu zählen unterstützende Flächen, die Lage im Raum, Stabilität und Mobilität sowie die Stellung der Schlüsselpunkte zueinander. Dabei sind unterstützende Flächen die Flächen, auf denen der Körper aufliegt. Desto mehr unterstützende Fläche vorhanden ist, desto niedriger ist der Haltungstonus und umgekehrt. Dies bedeutet, dass der Muskeltonus angefangen beim Stehen über das Sitzen bis hin zum Liegen immer mehr abnimmt, da Last an eine immer größere Fläche abgegeben werden kann. Dabei ist es wichtig, dass so viel Körperfläche wie möglich die unterstützende Fläche berührt. Eine weitere auf den Muskeltonus Einfluss nehmende Größe ist die Stellung des Körpers zur Erdanziehungskraft. Diese übt einen andauernden Einfluss auf den Körper aus und ist Indikator dafür, ob viel oder wenig Kraft für die Durchführung einer Bewegung aufgewendet werden muss. Für die Hebung des gestreckten Beines in horizontaler Lage wird zum Beispiel mehr Kraft benötigt als wenn die gleiche Bewegung im Stehen ausführt werden würde, da gegen die Schwerkraft gearbeitet wird. Um das eben beschriebene Bewegungsmuster im Stehen durchführen zu können, sind abermals zwei Faktoren unabdingbar. Die Stabilität und Mobilität sorgen in einem Wechselspiel dafür, dass

---

[66] Vgl. ebd.: S. 9.

Bewegungen überhaupt beziehungsweise ohne großen Kraftaufwand erzeugt werden können. Soll das Bein im Stehen gehoben werden, muss die andere Extremität für ausreichende Stabilität sorgen. Somit ist Stabilität Grundvoraussetzung dafür, dass es zu einer Bewegung kommen kann. Der letzte Einflussfaktor und damit die Stellung der Körperregionen zueinander ermöglicht es festzustellen, ob eine Bewegung in Richtung Streckung oder Beugung erfolgt. Dabei werden Körperregionen als Schlüsselpunkte bezeichnet, da diese viele Sinneszellen besitzen. Über diese lassen sich Haltung und Bewegung einfach beeinflussen und Bewegungen anbahnen und abändern.[67] Wie diese theoretisch erläuterten, spezifischen Größen im pflegerischen Alltag nach dem Bobath-Konzept Beachtung finden können, soll im Folgenden aufgezeigt werden. Dabei können unterstützende Flächen vor allem bei der Lagerung von Patienten nach Schlaganfall eine wichtige Rolle spielen. Ziel dieser ist es, den „Tonus des Patienten so zu beeinflussen, dass dieser sich möglichst leicht, ökonomisch und ohne Kompensation bewegen kann"[68]. Dafür ist es notwendig, dass der Körper des Patienten zunächst eine möglichst große Fläche der unterstützenden Fläche, in diesem Fall der Matratze, berührt. Berühren bestimmte Körperregionen die Bettfläche nicht beziehungsweise nur in geringem Maße, sollten Lagerungshilfsmittel eingesetzt werden. Diese sollten an den Körper modelliert werden, sodass sie für den Patienten gut spürbar und verwendbar sind. Der Patient kann diese nun als Tonus entspannende Ablagefläche beziehungsweise als Stütze für Bewegungen nutzen. Das Verhältnis zur Schwerkraft ist dagegen nur gering beeinflussbar, da diese permanent vorherrscht. Pflegende sollten jedoch stets berücksichtigen, dass Betroffene nach Schlaganfall durch einen hypotonen Muskeltonus der Schwerkraft hilflos ausgeliefert sein können. Dies kann für die Pflegenden aber auch für den Patienten vor allem beim Transfer zum Beispiel aus dem Bett in den Stuhl höchste Anstrengung und Konzentration erfordern. Ist der Patient einmal in den Stuhl befördert, ist für einen stabilen Sitz zu sorgen, damit dieser, bedingt durch die Schwerkraft, nicht zu einer Seite kippen und sich kein Hypertonus manifestieren kann. Diese Ausführungen machen deutlich, dass die Erdanziehungskraft, egal in welcher Position sich der Patient befindet, immer wieder neu evaluiert werden muss, um abzuleiten, welche Hilfe dem Patienten zu einer Normalisierung des Tonus angeboten werden könnte. Auch sollte immer

---

[67] Vgl. ebd.: S.10-14.
[68] Jacobs, Gabi; Kohl, Renate (2012): Stützen, fördern, anleiten. Grundlagen des Bobath-Konzeptes. In: Pflegezeitschrift, 65. Jg., H. 1, S. 17.

wieder abgeschätzt werden, ob der aktuelle Tonus des Patienten es erlaubt, ihm ohne Komplikationen in eine bestimmte Lage zu verhelfen, um so selbst aktiv am Pflegeprozess mitwirken zu können. Ähnliche Überlegungen gelten für die Einflussnahme durch Stabilisierung zur Mobilisierung. Auch hier kann Lagerungsmaterial nutzbar gemacht werden, um Stabilität zu ermöglichen. Dabei kompensiert dieses eventuell fehlende Stabilisierungsmöglichkeiten durch die eigene Muskulatur und dient als Widerlager für Gewichtsverlagerung. Die Menge des Lagerungsmaterials soll laut Jacobs und Kohl an die „Mobilitätsmöglichkeiten sowie Stabilitätsanforderungen des Patienten angepasst"[69] werden. Um eine optimale Stellung der Schlüsselpunkte zueinander zu erreichen, schlagen Jacobs und Kohl ebenfalls Lagerungstechniken vor. Dabei wird speziell die A-Lagerung von diesen präferiert, da hierdurch die Rumpfmuskulatur durch den Patienten leichter aktiviert werden und somit angenähert an physiologische Verhältnisse für Bewegungen genutzt werden kann. Dazu werden dem Patienten 2 längere Kissen in Form eines A's unter dem Körper anmodelliert sowie eine Knierolle unter die Knie gegeben, damit die Körperregion der Schultern vor dem Thorax und das Becken in Richtung posterior gekippt liegt.[70]

Damit der menschliche Körper seinen Muskeltonus regulieren und somit Bewegungen ausführen kann, ist eine weitere Basis des Bobath-Konzeptes die Wahrnehmungsförderung des Körpers. Diese ermöglicht es „Informationen über den eigenen Körper zu empfinden, zu interpretieren und effizient darauf zu reagieren"[71]. Denn nur durch Bewegung oder bewegt werden entwickelt der Mensch eine Vorstellung über das aktuelle Körperschemaschema und kann durch die Wahrnehmung seiner Körperteile die selbigen bewegen.[72] Um diesem Grundelement des Konzeptes im pflegerischen Alltag gerecht zu werden, sind vor allem Bewegungsübungen gut geeignet. So werden zum Beispiel durch regelmäßige Lagewechsel, die Bewegung beider Seiten, durch Transfers sowie durch die gezielte Ansprache über die stärker betroffene Seite Rezeptoren der vernachlässigten oder ignorierten Körperregionen stimuliert.[73] Aber auch durch einfache Maßnahmen wie zum Beispiel die stimulierende Waschung mit rauen Materialien

---

[69] Ebd.: S. 18.
[70] Vgl. ebd.: S. 17-18.
[71] Friedhoff, Michaela; Schieberle, Daniela (2012): S. 16.
[72] Vgl. ebd.
[73] Vgl.: Menche, Nicole; Lektorat Pflege (Hrsg.) (2007): S. 1301.

kann die Wahrnehmung begünstigt werden. Alle drei Prinzipien sind eng miteinander verwachsen und bedingen sich gegenseitig und sind daher nicht voneinander trennbar.[74]

Zu möglichen pflegerischen Umsetzungen des Bobath-Konzeptes äußern sich Dammshäuser sowie Friedhoff und Schieberle in ihren Publikationen. Beide versuchen die Prinzipien des Konzeptes in die 12 Aktivitäten des täglichen Lebens nach Juchli sowie in die Aktivitäten und existenziellen Erfahrungen des täglichen Lebens nach Krohwinkel einzubinden. Dabei werden lange nicht alle der von Juchli und Krohwinkel formulierten Aktivitäten und existenziellen Erfahrungen berücksichtigt. Da eine ausführliche Analyse der Umsetzungsmöglichkeiten, welche die selbigen schildern, nicht möglich ist, soll an dieser Stelle nur kurz erwähnt werden, welche groben und allgemeingültigen Hinweise gegeben werden. In beiden Werken wird immer wieder deutlich, dass vor allem der mehr betroffenen Seite in allen Handlungen mit dem Schlaganfallbetroffenen große Aufmerksamkeit zu Gute kommen sollte. So wird auch eine Umgestaltung der Räumlichkeiten impliziert, sodass Patienten mit Hemiplegie über ihre mehr betroffene Seite hinweg handeln müssen. Auch der vielseitige Einsatz von Lagerungen und Lagerungshilfsmitteln bei Aktivitäten wird geschildert.[75]

## 3.2 Kinaesthetics® als moderne Konzeption[76]

Auch Kinaesthetics hat – allerdings später als das Bobath-Konzept – in den 90er Jahren Einzug in die Lehrpläne für Pflegende gehalten.[77] Noch heute ist auch dieses Konzept weiterhin Bestandteil des sächsischen Lehrplans für die Berufsfachschule für Gesundheits- und Krankenpflege sowie Gesundheits- und Kinderkrankenpflege. Unter dem gleichen Themenbereich wie bereits oben erwähnt, ist die Vermittlung dieses Konzeptsystems festgelegt. Dort heißt es, dass die SchülerInnen „Grundprinzipien [...] der Kinästhetik"[78] anwenden sollen. Auch die Begründer des Konzeptes sehen die Vermittlung

---

[74] Friedhoff, Michaela; Schieberle, Daniela (2012): S. 16.

[75] Vgl.: Friedhoff, Michaela; Schieberle, Daniela (2012): Kapitel 8.; Dammshäuser, Birgit (2012): Kapitel 7.

[76] Der Begriff Kinaesthetics ist der international gebräuchliche Begriff. Im deutschen Sprachraum wird zum Teil noch der Begriff Kinästhetik verwandt. Vgl.: Asmussen, Maren (2010): Praxisbuch Kinaesthetics. Erfahrungen zur individuellen Bewegungsunterstützung auf Basis der Kinästhetik. 2. Aufl., München: Urban&Fischer, S. 5.

[77] Vgl.: Hatch, Frank; Lenny, Maietta (2003): Kinästhetik®. Gesundheitsentwicklung und menschliche Aktivitäten. 2. Aufl., München; Jena: Urban & Fischer, S. X.

[78] Sächsisches Staatsministerium für Kultus und Sport (2005): Lehrplan für die Berufsfachschule. Gesundheits- und Krankenpflege. Gesundheits- und Kinderkrankenpflege. S. 18. Unter: http://www.bildung.sachsen.de/apps/lehrplandb/downloads/lehrplaene/lp_bfs_gesundheits-%20und%20krankenpflege.pdf (Zugriff: 20.06.2013)

des selbigen als ein wichtiges Fundament professioneller Pflege an:

> „Wir sind der Meinung, dass Pflegende [...] bessere Arbeit leisten, wenn sie
> über ein solides Wissen über menschliche Bewegung und Aktivitäten verfü-
> gen, die aufgrund dieser Bewegung möglich sind."[79]

Aufgrund dieser hohen Relevanz und der Etablierung des Kinaesthetics-Konzeptes in
aktuell gültigen Lehrplänen soll dieses im Folgenden näher untersucht werden.

### 3.2.1 Definition und Entwicklung

Hatch und Maietta verstehen unter ihrem Konzept Folgendes:

> „Kinästhetik ist das Studium der Bewegung und der Wahrnehmung, die
> wiederum aus der Bewegung entsteht – sie ist die Lehre von der Bewe-
> gungsempfindung."[80]

Des weiteren bemerken diese, dass die menschliche Bewegung „für die Ausübung der
Aktivitäten des täglichen Lebens[81] erforderlich ist"[82]. Die wortwörtliche Übersetzung,
des aus den Begriffen *Kin-* und *Aesthetics* zusammengesetzten Wortes lautet Bewe-
gungswahrnehmung.[83] Asmussen führt weiter aus, dass Kinaesthetics ein „erfahrungs-
bezogenes Lernkonzept ist, welches hilft, die eigene Bewegung bewusst wahrzunehmen
und es als Ressource für die eigene Gesundheitsentwicklung zu nutzen"[84]. Speziell für
das pflegerische Handlungsfeld hat das Konzept in der Hinsicht Bedeutung, als das
Pflegende „ihre körperliche Belastung (reduzieren) und pflegebedürftigen Menschen ein
adäquates Angebot zur Gesundheitsentwicklung geben (können)"[85].

Die Amerikaner Dr. Frank Hatch, geboren 1940 und Dr. Lenny Maietta, geboren
1950 haben Kinaesthetics zu Beginn der 80er Jahre ins Leben gerufen. Seitdem wurde
Kinaesthetics kontinuierlich weiterentwickelt. Ausschlaggebend für die Entstehung des
Konzeptes war unter anderem die Leidenschaft von Hatch für Bewegungen, ausgelöst
durch sein Hobby *Modern Dance*. Auch das Studium der Kybernetik unter dem Wis-
senschaftler K.U. Smith trug zur Begründung des Konzeptes bei und lieferte zugleich
eine wissenschaftliche Grundlage für dieses. Dabei äußerte Hatch einmal selbst, dass

---

[79] Hatch, Frank; Lenny, Maietta (2003): S. X.
[80] Ebd.: S. 5.
[81] Dabei verstehen Hatch und Maietta unter Aktivitäten des täglichen Lebens „jede Handlung, aus der
sich unser Alltagsleben zusammensetzt". Ebd.: S. 34.
[82] Ebd.: S. 34.
[83] Vgl.: Asmussen, Maren (2010): S. 3.
[84] Ebd.
[85] Ebd.: S. 7.

die Kybernetik erforscht hat, wie aus Bewegungen neue Bewegungen entstehen. Dies sei eine Art „kreisender Prozess"[86], da durch eine Bewegung Reize entstehen, die wiederum andere Bewegungen auslösen. Auch die Lebensgefährtin von Hatch, Maietta, welche in klinischer Psychologie promoviert hatte, hegte großes Interesse für die menschliche Bewegung. Nachdem Hatch und Maietta das Konzept durchdacht hatten, führten sie in Deutschland und in der Schweiz unter dem Thema *Bewegung* Lehrgänge und Seminare durch. Zunächst wurden diese vorwiegend für Tänzer sowie Eltern und Kinder veranstaltet. Später kamen spezielle Kurse für Pflegende hinzu. Durch diese Schulungen entwickelte sich die Konzeption durch die Interaktion mit den Teilnehmenden weiter und es entstanden die Konzepte der Kinaesthetics. Seit Beginn der 90er Jahre wurden aufgrund des großen Interesses an den Lehrgängen Kinaesthetics-TrainerInnen offiziell ausgebildet. Nachdem die Begründer 1998 ein Werk mit dem Status Quo ihrer neusten Erkenntnisse veröffentlicht hatten, fanden erste große Schulungsprojekte in Krankenhäusern, Pflege- und Behinderteneinrichtungen statt. Im Jahre 2006 wurde das Kinaesthetics-Netzwerk gegründet und seit 2007 existiert die Fachzeitschrift *lebensqualität*, welche Beiträge rund um das Thema Kinaesthetics veröffentlicht.[87]

### 3.2.2 Konzepte und deren pflegerische Integration

„Die Kinästhetik im Pflegeprogramm bietet ein Gesundheitsentwicklungs- und Handlingkonzept, und zwar als Ergänzung zur medizinischen und therapeutischen Behandlung der Patienten."[88]

So äußerten sich Hatch und Maietta 2003 in ihrem Buch *Kinästhetik®* und verweisen damit besonders auf die Wichtigkeit der pflegerischen Umsetzung des Konzeptes. Mit dieser Äußerung unternehmen sie ebenfalls den Versuch, pflegerische Kompetenzen im Rahmen der Kinaesthetics gleichzusetzen mit den Leistungen anderer interdisziplinärer Berufsgruppen und verweisen somit auch auf die Wichtigkeit der Pflege als ergänzende und zugleich autonome Disziplin. Für die effektive und individuelle Umsetzung der Lehre von der Bewegungsempfindung zur Unterstützung in den Aktivitäten des täglichen Lebens in der Pflege haben Hatch und Maietta nach ihrem Studium der menschlichen Bewegung 6 Konzepte entwickelt. Dazu zählen sie die Konzepte *Interaktion*,

---

[86] Ebd.: S. 6.
[87] Vgl. ebd.: S. 5-6.;
http://www.kinaesthetics.net/download/EKA/Infoblaetter/deutsch/Infoblatt_4_Die_Geschichte_von_Kina esthetics.pdf (Zugriff : 26.06.2013)
[88] Hatch, Frank; Lenny, Maietta (2003): S. 198.

*Funktionale Anatomie, Menschliche Bewegung, Anstrengung, Menschliche Funktionen* sowie *Umgebung*. Diese Aufgliederung des menschlichen Bemühens in verschiedene Teilkomponenten bietet „unterschiedliche Betrachtungsaspekte für die menschliche Interaktion und Bewegung"[89]. Dies bedeutet, dass Pflegende mit Hilfe dieser 6 Konzepte die Möglichkeit haben, Bewegungen differenziert und aus verschiedenen Perspektiven heraus zu erfassen. Zugleich bieten sie eine Ansatzmöglichkeit für Pflegende, pathologische Bewegungsaktivitäten strukturiert und gezielt zu analysieren, um diese in physiologische Bewegungsmuster zu überführen.[90]

Das erste Konzept *Interaktion* betrachtet die selbige unter dem Aspekt ihrer Qualität. Dies soll dazu dienen, von einer rein passiven, einseitigen Mobilisation des Patienten durch die Pflegekraft hin zu einer aktiven, gemeinschaftlichen Mobilisation des Patienten mit Unterstützung der Pflegekraft zu gelangen. Somit soll durch die gemeinschaftlichen Bemühungen der zu Pflegenden und der Pflegenden eine Kompetenzerweiterung auf beiden Seiten stattfinden. Die Pflegenden können durch den Fokus auf die Interaktion Ressourcen des Patienten erkennen und fördern. Währenddessen können die zu Pflegenden eigene Ressourcen bemerken und aktiv einsetzen, um im Endeffekt Selbstsicherheit und Motivation zu entwickeln. Damit Interaktion zwischen Personen verstanden werden kann, beleuchtet dieses Konzept drei Gesichtspunkte. Dazu zählen die Sinne, die Bewegungselemente und die Interaktionsformen. Über die visuellen, olfaktorischen, gustatorischen, taktilen, auditiven und kinästhetischen Sinne nehmen Menschen ihre Umwelt wahr und reagieren auf ihre Reize. Das kinästhetische Sinnessystem verweist dabei auf die intrinsischen Wahrnehmungsmöglichkeiten wie die Bewegungsempfindung über „Muskelspannung, Tiefensensibilität, Gleichgewicht und Lagesinn"[91]. In diesem Zusammenhang will Kinaesthetics besonders darauf aufmerksam machen, dass es durch Berührung einfacher ist, der Bewegung einer anderen Person zu folgen, dass es sinnvoll ist, dem zu Pflegenden Bewegungen zu demonstrieren, dass mündliche Instruktionen kurz und knapp sein sollten, dass man die Reaktionszeit auf auditive Anleitungen beachten sollte und dass Gerüche zur Bewegung anspornen. Unter Berücksichtigung der Bewegungselemente Raum, Zeit und Anstrengung soll das Konzept Interaktion darauf aufmerksam machen, dass sich Pflegende während der Interaktion mit Schlaganfallpatienten in Bezug auf die Geschwindigkeit und Anstrengung

---

[89] Asmussen, Maren (2010): S. 17.
[90] Vgl. Hatch, Frank; Lenny, Maietta (2003): S. 34-37.
[91] Asmussen, Maren (2010): S. 22.

zurücknehmen sollten, um dem Patienten Raum für Aktivität zu bieten und um ange-
messen auf ihn reagieren zu können. Weiterhin gilt es hier die Bewegungselemente so
zu variieren, dass dem zu Pflegenden zum Beispiel mehr Zeit eingeräumt wird, um so
wenig Anstrengung wie möglich zuzulassen. Durch die Unterscheidung zwischen den
Interaktionsformen der gleichzeitig-gemeinsamen Interaktion, der Schritt für Schritt
Interaktion mit Handlungsanleitungen und der einseitigen Interaktion bieten sich für die
Pflegenden Assessmentelemente, um die Bewegungsmöglichkeiten des Patienten einzu-
schätzen und passende Unterstützungsangebote wählen zu können.[92]

Das zweite Konzept *Funktionale Anatomie* legt den Fokus auf die anatomischen
Ausgangspunkte. Dies soll dazu dienen, die Bewegungsmöglichkeiten des Körpers aus-
zukundschaften, um gesunde Bewegungen durchführen zu können. Dafür ist dieses
Konzept abermals in die Aspekte *Knochen und Muskeln, Massen und Zwischenräume*
sowie *Orientierung im eigenen Körper* untergliedert. Die Knochen und Muskeln arbeiten als eine Einheit zusammen. Dabei stellen die Knochen die stabilisierenden, festen
und tragenden Strukturen und die Muskeln die flexiblen, weichen und koordinierenden
Strukturen des Körpers dar. Hier spielt die Schlussfolgerung, dass die Muskelarbeit
durch die Nutzung der Knochen verringert werden kann eine wichtige Rolle. Dementsprechend sollte laut Kinaesthetics Gewicht über das passive Bewegungssystem geführt
werden. So können Pflegende das Gewicht von Patienten über den eigenen passiven
Bewegungsapparat ableiten. Eine weitere Schlussfolgerung ist, dass der Aktivität der
Muskeln durch den gezielten Angriff an knöchernen Punkten Spielraum gelassen werden kann und muss. Hier spielt auch die Kenntnis über Massen und Zwischenräume
eine wichtige Rolle. Dies ist in der Kinaesthetic eine Einteilung des Körpers in stabile,
feste, knöcherne sowie instabile, bewegliche, muskuläre Teile. Dabei werden die Massen durch den Kopf, Brustkorb, das Becken sowie die Arme und Beine verkörpert.
Demzufolge sind die Zwischenräume der Hals, die Schultern, die Taille und die Hüfte.
Daraus sind wichtige Erkenntnisse für die Pflege, dass sich die Betroffenen nicht im
Ganzen, sondern Masse für Masse bewegen und dass Massen statt Zwischenräume ge-
fasst und als Signalpunkte verwendet werden sollten. Der Aspekt der Orientierung verdeutlicht, dass es zwischen räumlicher und körperlicher Orientierung zu unterscheiden
gilt. In einer Interaktion ist dies äußerst wichtig zu wissen, da die Orientierung bei verschiedenen Personen unterschiedlich ausgerichtet sein kann. Damit Patienten

---

[92] Vgl. ebd.: S. 21-31.

Anweisungen klar verstehen und ausführen können, sollten Pflegende berücksichtigen, dass Patienten meist körperlich orientiert sind. So ist es zum Beispiel hilfreich bei Patienten in Rückenlage statt *bewegen sie sich nach oben, bewegen sie sich kopfwärts* zu sagen.[93]

Das dritte Konzept *Menschliche Bewegung* bietet durch die Analyse von Bewegungsbausteinen und Bewegungsmustern einen Ansatzpunkt, um Ressourcen erkennen und Menschen in ihren individuellen Bewegungsmustern unterstützen zu können. Dazu ist das Konzept in die Bausteine eines jeden Bewegungsablaufes *Haltungs- und Transportbewegung* sowie die Bewegungsmuster *Spiral- und Parallelbewegung* differenziert. Haltungsbewegungen und Transportbewegungen sorgen zum einen für die Regulierung von Stabilität und Gleichgewicht und zum anderen für die Positionsveränderung von Massen in Bezug zur Umgebung. Aufgrund dessen stellen Haltungsbewegungen Bewegungen dar, die eine Beziehung zwischen den Massen herstellen. Demzufolge sind Transportbewegungen Bewegungen, die eine Beziehung zur Umwelt herstellen. Ansatzpunkte für die Pflegenden bieten sich hier, indem sie Haltungsbewegungen zum Beispiel durch die Stabilisierung von Massen stützen können, um somit dem Patienten ein aktive Transportbewegung zu ermöglichen. Aus den eben geschilderten Bewegungsabläufen entwickelt jeder Mensch im Laufe seines Lebens entweder parallele oder spiralige Muster. Dabei führen die linke und rechte Körperhälfte bei parallelen Bewegungsmustern dieselben Bewegungen und bei spiraligen Bewegungsmustern verschiedene Bewegungen durch. Pflegende können hier optimal unterstützen, indem sie individuelle Bewegungsmuster erkennen und diese aufgreifen.[94]

Das vierte Konzept *Anstrengung* befasst sich mit dem bestmöglichen Einsatz von Zug und Druck bei interaktiver Bewegung, um ökonomisch mit dem Faktor Anstrengung umzugehen und die Aktivität der zu Pflegenden in die richtigen Bahnen zu lenken. Anstrengung wird dabei nicht als negativ erachtet, sondern wird als Bestandteil jeder Bewegung gesehen, der sich durch Druck und Zug gestaltet. Zu Beginn jeder Bewegung bauen Personen durch Druck und Zug mit den Körperteilen ein Spannungsgeflecht im gesamten Körper auf. Dieser Spannungsaufbau sollte durch das Pflegepersonal nicht gestört werden. So ist es zum Beispiel kontraproduktiv einem Patienten, der sich selbst durch Abdrücken an den Stuhllehnen in den Stand bringen möchte, unter die Arme zu greifen. Sinnvoller wäre es hier diesem die Hand zu reichen, damit er diese für

---

[93] Vgl. ebd.: S. 32-41.
[94] Vgl.: Hatch, Frank; Lenny, Maietta (2003): S. 48-55.

den Spannungsaufbau durch Zug nutzen kann. Derartige physische Unterstützungsangebote durch Pflegekräfte sollten laut Kinaesthetics in der jeweiligen Situation konstant dargeboten werden. Ein Ziehen am Patienten sollte dringend unterlassen werden, da dies die Gelenke schädigen kann. Ebenfalls macht Asmussen darauf aufmerksam, dass der Einsatz von weichlagernden Matratzen einer aufmerksamen Abwägung unterliegen sollte, da diese gerade bei halbseitig gelähmten Patienten einen Druckaufbau mit der weniger betroffenen Seite bremsen können.[95]

Das fünfte Konzept *Menschliche Funktion* reflektiert die menschlichen Positionen als Ausgangskonstellation für jegliche Aktivitäten sowie die Grundmuster von Bewegungen. Dabei ordnet das Konzept die Positionen und Grundpositionen einfachen Funktionen und die Grundmuster wie Fortbewegungen und Bewegungen am Ort komplexen Funktionen zu. Da das balancierte Halten von Positionen Ausgangspunkt für die Ausführung von Aktivitäten darstellt, ist es bei Schlaganfallbetroffenen mit Balanceschwierigkeiten notwendig, die Positionen zu analysieren und unter Umständen zu unterstützen. Kinaesthetics unterscheidet dafür die sieben Grundpositionen *Stand, Einbeinstand, Einbein-Kniestand, Hand-Kniestand, Schneidersitz, Bauchlage mit Ellenbogenstütz* und *Rückenlage*. Angefangen bei der Rückenlage bis hin zum Stand benötigt eine Person ansteigende Kompetenzen, um ihr Körpergewicht im Verhältnis zur Schwerkraft differenziert zu organisieren. Da Patienten nach Schlaganfall die Bewegungen oftmals neu erlernen müssen, sollte Pflegenden bewusst sein, dass eventuell am niedrigsten Ausgangspunkt angesetzt werden muss, um Aktivitäten einzuleiten und eine Überforderung zu vermeiden. Ist ein Patient in der Lage seine Position mit wenig Kraftaufwand zu halten, ist er auch in der Lage, eine komplexe Bewegung wie eine Fortbewegung oder eine Bewegung am Ort durchzuführen. Dabei sind Fortbewegungen zum Beispiel das Gehen, das Vorwärtsrutschen im Stuhl oder das Kopfwärtsrutschen im Bett. Hierfür liefert das Konzept eine anstrengungsarme Bewegungsanleitung, die drei Teilschritte beinhaltet. Zunächst wird das Gewicht auf stabile Körperteile verlagert, um dann mit den entlasteten Körperteilen eine Bewegung durchzuführen, um diese an einen neuen Ort zu verlagern. Dies bedeutet eine enorme Krafteinsparung für zu Pflegende und Pflegende gleichermaßen. Für Bewegungen am Ort wie das Essen und Trinken oder das An- und Auskleiden ist es wichtig, dass sich die Patienten in einer günstigen,

---

[95] Vgl.: Asmussen, Maren (2010): S. 46-49.

stabilen und ausbalancierten Position befinden, um diese Aktivitäten leicht ausführen zu können.[96]

Im Konzept *Umgebung* dreht sich alles um die Gestaltung und Anpassung der selbigen, damit „Aktivität sicher und möglichst einfach wird und gleichzeitig die Fähigkeiten der behinderten Person unterstützt werden"[97]. Dabei subsummiert das Konzept unter dem Aspekt Umgebung zum Beispiel den Umgebungsraum, die umgebenden Personen, das Bett oder auch jegliche Pflegehilfsmittel, die zum Einsatz kommen können. So können zum Beispiel die Einstellung der Betthöhe, individuell angepasste Matratzen, Lagerungshilfsmittel wie Decken oder Kissen, Rutschbretter, Bettbänder, eine individuelle Raumgestaltung und vieles mehr dazu beitragen, Aktivitäten anzuregen und zu fördern sowie Unterstützung und Unterstützwerden zu erleichtern.[98]

## 4. Kritische Reflexion – Die Konzepte auf dem Prüfstand

In diesem Kapitel sollen zunächst die Konzepte unabhängig voneinander auf ihre Anwendbarkeit sowie Wirksamkeit hinterfragt werden. Es sollen ebenfalls Grenzen der Konzepte aufgezeigt werden, um eine Daseinsberechtigung der selbigen in der Pflege von Schlaganfallpatienten kritisch zu prüfen. Im Anschluss soll die Praktikabilität und Wirksamkeit beider Konzepte durch einen kurzen Vergleich reflektiert werden.

Unter Betrachtung der Entwicklung des Bobath-Konzeptes wird deutlich, dass dieses ein primär therapeutisch sowie an der Hemiparese/-plegie orientiertes Konzept war und ist. Zwar haben die oben genannten Autoren sowie die Bobath Initiative für Kranken- und Altenpflege e.V. Ausgangspunkte zur Integration des Konzeptes in die Pflege geschaffen, jedoch sind diese noch ungenügend. Dies liegt daran, dass konkrete, sich auf das Konzept stützende Instruktionen zwar im Ansatz vorhanden sind, aber für eine ganzheitliche Pflege nicht genügen. Zudem ist das Konzept keine maßgeschneiderte Konzeption für das spezifische Folgengeflecht von Patienten mit Schlaganfall. Trotzdem trägt es einer Vielzahl von physischen Symptomen wie der Lähmung, der Spastizität und der Sensibilitätsstörung Rechnung und hat somit auch eine Daseinsberechtigung in der pflegerischen Behandlung von Betroffenen. Folglich werden auch psychische Symptome sowie soziale Folgen präventiv beeinflusst, da körperliche Symptome durch die gezielte pflegerische Versorgung beeinflusst und physiologische Bewegungsmuster

---

[96] Vgl.: Hatch, Frank; Lenny, Maietta (2003): S. 58-64.
[97] Asmussen, Maren (2010): S. 57.
[98] Vgl. ebd.: S. 57-64.

wiederhergestellt werden. Auch der Verweis auf die Wichtigkeit einer interdisziplinären Anwendung und gemeinsamen Planung mit Patienten, Team und den Angehörigen des Konzeptes ist äußerst wichtig, da es wenig erfolgsversprechend ist, nur durch eine Disziplin physiologische Handlungsimpulse zu setzen. Dem Anspruch an Interdisziplinarität werden jedoch durch die teilweise ungenügende Kommunikation und Bereitschaft zur Zusammenarbeit zwischen den Berufsgruppen im stationären Alltag Grenzen gesetzt. Auch aus diesem Grund ist die Etablierung pflegerischer Handlungskonzepte zur Ergänzung von therapeutischen Handlungskonzepten unabdingbar. Speziell im Prinzip zur Förderung physiologischer Bewegungsabläufe, welche unabhängig vom Konzept als selbstverständlich zu betrachten ist, fehlt die Vertiefung von Möglichkeiten zu einer individuellen Ermöglichung der selbigen. Der Grund dafür mag die fehlende Analyse physiologischer Bewegungsvorgänge sein, welche Handlungsschlüsse für pathologische Aktivitäten zulassen würde. Dem wird zu einem geringen Teil das implizierte und betonte Prinzip zur Normalisierung des Muskeltonus gerecht. Dieses Prinzip bietet wiederum eine sehr vielfältige Analyse von Einflussfaktoren auf den Muskeltonus, welche sich in der Pflege leicht und universell einsetzbar berücksichtigen lassen. Bei den spezifischen Faktoren zur Regulierung des Tonuses bietet das Konzept lediglich eine Vielzahl an Lagerungsmöglichkeiten und verweist immer wieder auf die Verwendung von Lagerungshilfsmitteln. Wobei in diesem Zusammenhang fraglich ist, ob ein zu viel an Lagerungsmitteln nicht eine Hemmung der Aktivität zur Folge haben könnte. Zudem liefert das Bobath-Konzept keine handfesten Kriterien zur Einschätzung von Tonusverhältnissen und somit auch unzureichende Evaluationskriterien. Fraglich ist auch, ob eine ständige Ansprache der Betroffenen über die mehr betroffene Seite – vor allem bei Vorliegen eines Neglects – vielmehr zu einer Hemmung der Eigenaktivität führt. Das Positive an diesem Konzept ist, dass eine Vielzahl an Lagerungsmöglichkeiten zur Bewegungsförderung vorgeschlagen werden, welche schnell und leicht in Pflegehandlungen eingegliedert werden können. Ebenso verhält es sich mit den Pflegehandlungen zur Wahrnehmungsförderung. Letztendlich bietet das Bobath-Konzept innerhalb seiner Prinzipien gute Fundamente, die sich zudem unkompliziert und schnell in das Handlungsfeld der Pflege integrieren lassen, um einem Teil der Folgen eines Schlaganfalls gerecht zu werden. Für eine professionelle, ganzheitliche Pflege liefert dieses Konzept jedoch nicht genügend Ansatzpunkte, um dem komplexen Krankheitsbild des zerebralen Insultes gerecht zu werden. Ferner steht hierbei lediglich der zu Pflegende im Fokus. Impulse zum Einsatz von Hilfsmitteln zur Erleichterung der Arbeit von Pflegekräften sind ungenügend. Was die Wirksamkeit der durch das Bobath-Konzept implizierten Handhabungen angeht, stellt Meyer fest, dass „keine wissenschaftlichen Studien zur Effektivität der Bobath-Therapie in der Pflege"[99] vorliegen. In diesem Sinne lieferten lediglich Hafsteinsdóttir et al.[100] einen Ansatz, indem sie therapeutische Anwendung und die Pflege nach dem Bobath-Konzept mit einer konventionellen Variante verglichen. Dabei konnten „signifikante Unterschiede im funktionellen Status oder in der Lebensqualität [...] nach zwölf Monaten nicht festgestellt werden"[101]. Was speziell den therapeutischen Bereich anbelangt wurde durch Wirksamkeitsstudien unter anderem durch den Vergleich mit anderen therapeutischen Konzepten nachgewiesen, dass die Anwendung des Bobath-Konzeptes „keinen Vorteil"[102] mit sich bringt. Auch Liepert bestätigt dies – im Sinne der evidenzbasierten Medizin – wenn er feststellt, dass „das Bobath-Konzept zwar prinzipiell wirksam sei, aber im Vergleich mit anderen Methoden keine Überlegenheit bestehe"[103]. Ebenfalls fasst er Aussagen anderer zusammen, welche feststellen, dass „zukünftige Interventionen spezifisch und gut definiert sein müssen, um Teil des Bobath-Konzeptes zu werden"[104]. Allerdings bietet das Konzept durch die stetig stattfindende Weiterentwicklung Modifikationsmöglichkeiten, die dem rasanten Fortschritt der Medizin gerecht werden.

Da die Entwicklung der Kinaesthetics-Konzepte nicht symptomorientierten und therapeutischen Gefilden entspringt, sondern vielmehr Bewegungspräferenzen zum Ursprung hat, verwundert es nicht, dass das selbige wie ein universell einsetzbares Mittel erscheint. Zwar ist das Konzept speziell auf pflegerische Tätigkeiten zugeschnitten, was jedoch die Symptomatik des Schlaganfalls in seinem komplexen Ausmaß angeht, konzentriert sich das selbige vorwiegend auf Bewegungseinschränkungen. Die Symbiose der 6 Konzepte stellt die Förderung von Patientenaktivität in das Zentrum seiner Bemühungen und setzt dafür einen Schwerpunkt auf Aspekte wie Individualität, Motivation, Reintegration und Rehabilitation. Damit wird dieses Konzept weniger den physischen Folgen als vielmehr der Prävention von psychischen und sozialen Folgen gerecht.

---

[99] Meyer, Ingo (2011): Das Bobath-Konzept heute – viel Lärm um nichts?. In: intensiv, 19. Jg., H. 4, S. 193.
[100] Vgl.: Hafsteinsdóttir, T. (2005): Neuro Development Treatment in der Diskussion: „Patienten sollten stärker Alltagsfähigkeiten trainieren" – im Gespräch mit Balzer K. In: Pflegezeitschrift; 58 Jg., H. 4, S. 235–237.
[101] Meyer, Ingo (2011): S. 193.
[102] Freivogel, S. (2011): S. 107.
[103] Liepert, Joachim (2010): EvidenzbasierteVerfahren in der motorischen Rehabilitation. In: Journal für Neurologie, Neurochirurgie und Psychiatrie, 11. Jg., H. 1, S. 8.
[104] Ebd.

Zudem bietet es durch die detaillierte Analyse physiologischer Gegebenheiten und den daraus resultierenden Schlussfolgerungen für pathologische Zustände zahlreiche Anwendungsmöglichkeiten, die sich in den pflegerischen Umgang bei Patienten mit Bewegungsbeeinträchtigungen durch einen Apoplex sehr gut integrieren lassen. Darüberhinaus stellen die Konzepte optimale Ansatzpunkte dar, um Pflegemaßnahmen zu evaluieren und zu modifizieren. Dies liefert eine bestmögliche Basis für die Qualitätssicherung der Pflege. Speziell das Konzept der Interaktion hebt die Überlegenheit von Kinaesthetics durch den Fokus auf die Arbeit mit dem Patienten und nicht am Patienten hervor. Alle Konzepte bieten speziell für die Pflege fundierte und leicht nachvollziehbare Anwendungshinweise, die sich effektiv und unkompliziert in die pflegerischen Handlungen integrieren lassen. Zudem sind die Ansatzpunkte vielseitig einsetzbar und lassen sich auf alle Aktivitäten und existenziellen Erfahrungen des täglichen Lebens anwenden. Dabei gilt es zu bedenken, ob nicht gerade diese Vielseitigkeit die Anwendung auf das komplexe Symptombündel des Schlaganfalls begrenzt. Unbestreitbar ist, dass es durch den zahlreichen Einsatz von Hilfsmitteln innerhalb des Konzeptes der Umgebung, die Zusammenarbeit auf dem Weg zur Reintegration ungemein erleichtern kann. Zudem berücksichtigt das Konzept die Bedürfnisse der Pflegenden und schont die Ressourcen der selbigen, sodass auch deren Gesundheit gefördert wird. Schließlich bieten die Konzepte der Kinaesthetics ein solides und strukturiertes Fundament, welches sehr gut in die praktische Anwendung überführt werden kann und besonders die Interaktion betont. Die auf der Interaktion basierenden Konzepte erfordern allerdings ein hohes Maß an körperlicher Nähe, welche von beiden Seiten der am Pflegeprozess beteiligten geduldet werden muss, um die empfohlenen Handlungsanweisungen effektiv umzusetzen. Was die Wirksamkeit von Kinaesthetics betrifft, liegen vielerlei positive Erfahrungen vor, welche unter anderem in der aktuellsten Publikation von Asmussen[105] komprimiert sind. Allerdings ist die wissenschaftliche Evidenzlage derzeit noch unzureichend.[106] Aufgrund dessen erforschte Steinwidder 2008 die selbige, um die Frage zu beantworten, ob die Mobilisation von beeinträchtigten Personen nach dem Konzept der Kinästhetik durchgeführt werden sollte. Dabei kam sie zu den Rechercheergebnissen, dass die Anwendung von Kinaesthetics bei den PatientInnen Schmerzen reduziert,

---

[105] Vgl.: Asmussen, Maren (2010): Kapitel 6.1.
[106] Vgl.:
http://www.fhsg.ch/fhs.nsf/files/IPW_Vorträge_Fachtagung%20Pfl.%202010%20Der%20Wert%20der%20Kinästhetik%20HAV/$FILE/100316_Hantikainen_SG_FBGEFachtagung_final.pdf (Zugriff: 30.06.2013)

Körperwahrnehmung, Bewegungsfähigkeit sowie die funktionelle Unabhängigkeit fördert und dass nicht einwandfrei nachweisbare Vorteile der Kinästhetik gegenüber der konventionellen Mobilisation bestehen.[107] Letzten Endes kam sie jedoch zu dem allumfassenden Ergebnis, dass „aufgrund der geringen Anzahl wissenschaftlicher Studien und deren widersprüchlichen Aussagen keine eindeutige Empfehlung an die Praxis gegeben werden (kann) das Kinästhetik-Konzept einzusetzen"[108]. Ihr Fazit daraus lautet, dass der „dringende Bedarf (besteht) dieses Konzept pflegewissenschaftlich zu untersuchen"[109]. Damit die Lehre von der Bewegungsempfindung zukünftig auf evidenzbasierte Wirkungsbelege zurückgreifen kann, haben die FHS St. Gallen und European Kinaesthetics Association eine Kooperation vereinbart, um die Lehre *Kinaesthetics* gemeinsam zu erforschen.[110]

Wird die Anwendbarkeit und Wirksamkeit des Bobath-Konzepts und der Kinaesthetics miteinander verglichen, lässt sich feststellen, dass beide Konzepte fundierte Handlungsimpulse geben, die zum Teil leicht in den Pflegeprozess integrierbar sind. Allerdings benötigt das pflegerische Personal für die effektive Umsetzung beider Konzepte umfassende und in regelmäßigen Zeitabständen stattfindende Schulungen. Sind die Konzepte erst einmal in Fleisch und Blut übergegangen, ließe sich sogar der Personalmangel durch die Aktivitätsförderung gut kompensieren. Ein großer Nachteil beider Konzepte ist jedoch, dass sie nicht speziell für die Bedürfnisse und Folgen eines Patienten nach Schlaganfall entwickelt wurden und diesem Krankheitsbild somit nur zum Teil gerecht werden können. Speziell bezogen auf die pflegerische Anwendung fehlt noch die ausführliche Übernahme des ursprünglich therapeutischen Bobath-Konzepts. Bei Kinaesthetics hat dahingegen eine pflegerische Integration umfangreich stattgefunden. Dementsprechend liefert Kinaesthetics eine umfangreichere Sammlung von Instruktionen. Dies ist auch bedingt durch die ausführlichere Analyse von Größen aus denen sich normale Bewegungen zusammensetzen. Wie oben geschildert ist eine Wirksamkeit bei beiden Konzepten zwar nachgewiesen, jedoch ist die Evidenzlage beider Konzepte gegenwärtig noch ungenügend. Positive Erfahrungen mit beiden Konzepten gibt es dahingegen in großer Fülle.

---

[107] Vgl.: Steinwidder, Gabriela (2008): Die Bewegungsunterstützung nach Kinästhetik für erwachsene PatientInnen mit Bewegungseinschränkungen durch Pflegepersonen. In: Österreichische Pflegezeitschrift, H.5, S. 11.
[108] Ebd.: S. 14.
[109] Ebd.
[110] Vgl.:
http://www.fhsg.ch/fhs.nsf/files/IPW_Pressemitteilung:%20Kooperation%20Kinaesthetics/$FILE/Medienmitteilung%20Kinaesthetics.pdf (Zugriff: 30.06.2013)

## 5. Schlussbetrachtung

Patienten, die nach einem Hirninfarkt überleben, haben je nach Ausmaß des Ereignisses mit schwerwiegenden und vielschichtigen Folgen zu rechnen. Die epidemiologischen Daten zeigen, dass derartige Ereignisse immer häufiger der Fall sind und – in Hinblick auf die Zukunft – auch sein werden. Da der Schlaganfall gegenwärtig die häufigste Ursache für erworbene Behinderungen im Erwachsenenalter darstellt und ebenso eine der häufigsten Ursachen für dauerhafte Pflegebedürftigkeit ist, ist es notwendig, Strategien für die angemessene pflegerische Versorgung von Betroffenen in Ergänzung zu medizinischen und therapeutischen Maßnahmen zur Verfügung zu haben. Diese Dringlichkeit ist unumgänglich, damit die betroffenen Personen so schnell wie möglich rehabilitiert und reintegriert werden können. Derzeit stellen das Bobath-Konzept und Kinaesthetics zwei Pflegekonzepte dar, welche gegenwärtig unter anderem bei der Pflege von Patienten nach Schlaganfall zum Einsatz kommen. Ebenfalls sind beide Konzepte aktuell in Lehrplänen für die Gesundheits- und Krankenpflege präsent und werden an Berufsfachschulen daher weiterhin vermittelt. Dabei ist das Bobath-Konzept das Ältere von beiden Konzepten und hat einen therapeutischen Ursprung. In diesem Zusammenhang ließ sich durch Recherchetätigkeiten feststellen, dass zwar Ausgangspunkte für eine Integration des Konzeptes in die Pflege geschaffen wurden, diese jedoch noch ungenügend sind. Für die pflegerische Handlung bietet das Bobath-Konzept ein feststehendes Fundament, das sich aus den drei Prinzipien *Orientierung an normalen Bewegungsabläufen, Normalisierung des Muskeltonus* und *Förderung der Körperwahrnehmung* zusammensetzt. Innerhalb dieser drei Prinzipien und dabei vor allem mit dem Prinzip *Normalisierung des Muskeltonus* liefert das Konzept durch die Analyse unspezifischer und spezifischer Faktoren zur Förderung des selbigen einige Ansatzpunkte, die sich leicht in die pflegerische Unterstützung von Schlaganfallbetroffenen bei der Durchführung von Aktivitäten anwenden lassen. Hier sollen laut Bobath-Konzept vor allem Lagerungshilfsmittel sowie verschiedene Lagerungen zum Einsatz kommen. Allerdings ist diese pflegerische Unterstützung lediglich an Symptomen wie der Lähmung, der Spastizität und der Sensibilitätsstörung orientiert und stellt somit keine maßgeschneiderte Konzeption für das spezifische Folgengeflecht von Patienten mit Schlaganfall dar. Zusammengefasst lässt sich feststellen, dass dieses Konzept lediglich Handlungsimpulse setzt, welche zu strukturierten Handlungsvorschlägen für die Pflege ausgebaut werden müssten, um eine Anwendung in der Pflege zu gewährleisten, die den Folgen eines Schlaganfalls zur Genüge

Rechnung trägt. Zudem sind einer pflegerischen Anwendung des Konzeptes aufgrund der schlechten Evidenzlage Grenzen gesetzt. Um dem Anspruch einer professionellen Pflege gerecht zu werden, müsste das Konzept dringend einer wissenschaftlichen Prüfung hinsichtlich seiner Wirksamkeit in der Pflege unterzogen werden. Ähnliches trifft auch auf das jüngere Konzeptbündel der Kinaesthetics zu. Allerdings ist diese Lehre gekennzeichnet durch einen stärkeren Bezug zur Pflege sowie eine ausführlichere Analyse physiologischer Aspekte von Bewegung und bietet damit zahlreiche Ansatzpunkte für die Interaktion mit Patienten nach Schlaganfall. Dabei bildet ein Komplex aus den 6 Konzepten *Interaktion*, *Funktionale Anatomie*, *Menschliche Bewegung*, *Anstrengung*, *Menschliche Funktionen* sowie *Umgebung* die Grundlage der Lehre. Diese stellen nicht nur zahlreiche fundierte und leicht nachvollziehbare Handlungsanweisungen für die Pflege zur Verfügung, sondern bieten den Pflegenden gleichzeitig ein Evaluierungsinstrument, um die Resultate der Pflege zu bewerten und gegebenenfalls gezielt zu modifizieren. Zudem sind die Konzepte vielseitig einsetzbar und lassen sich auf alle Aktivitäten und existenziellen Erfahrungen des täglichen Lebens anwenden. Was jedoch die Symptomatik des Schlaganfalls in seinem komplexen Ausmaß angeht, konzentriert sich das selbige vorwiegend auf die Bewegungseinschränkungen. Allerdings wird Kinaesthetics durch den Fokus auf Aspekte wie Individualität, Motivation, Reintegration und Rehabilitation der Prävention von psychischen und sozialen Folgen gerecht. Speziell durch das Konzept der Interaktion bietet Kinaesthetics eine Basis, die nicht nur den zu Pflegenden sondern auch den Pflegenden in seinen gesundheitsfördernden Bemühungen in den Fokus. Auch im Rahmen des Konzeptes der Umgebung wird durch die zahlreichen Vorschläge zum Einsatz von Hilfsmitteln die Gesundheit der Pflegenden geschont und die Zusammenarbeit auf dem Weg zur Reintegration ungemein erleichtert. Schließlich bieten die Konzepte der Kinaesthetics ein solides und strukturiertes Fundament, welches sehr gut in die praktische Anwendung überführt werden kann. Allerdings sind den Konzepten Grenzen geboten, da sie nicht speziell und umfassend genug auf Schlaganfallpatienten zugeschnitten sind. Eine weitere Begrenzung der Berechtigung des Einsatzes von Kinaesthetics stellt die ungenügende wissenschaftliche Prüfung der Lehre auf ihre Wirksamkeit dar, was unter anderem an der schweren Messbarkeit des pflegerischen Inputs liegt. Beide Konzepte können bis zu einem gewissen Grad bei der Unterstützung von Betroffenen nach Schlaganfall durch die Pflegenden Anwendung finden. Allerdings erweisen sich beide Konzepte aufgrund des Mangels an wissenschaftlichen Studien zur Wirksamkeit als nicht hinreichend evidenzbasiert, um den Ansprüchen einer professionellen Pflege gerecht zu werden. Diese Arbeit hat durch Aufzeigen der Grenzen beider Konzepte eine mögliche Antwort für das von Bauder und Taub geschilderte Problem geliefert. Damit ist diese Untersuchung zu dem Fazit gekommen, dass ein einheitliches, strukturiertes, evidenzbasiertes, allumfassendes Pflegekonzept benötigt wird, dass konkret auf den pflegerischen Alltag abgestimmt ist, sodass ein fließender Übergang zwischen den Aktivitäten aller mit den Patienten interagierenden Personengruppen ermöglicht wird. Eine Symbiose von Konzepten mit ausreichender Evidenzlage oder die Entwicklung eines Konzeptes speziell auf die Pflege von Patienten nach Apoplxia cerebri abgestimmt, könnte einen Ausweg aus dieser halbherzigen Sachlage darstellen. Ein derartiges Konzept zu entwickeln, ist jedoch Aufgabe einer anderen Arbeit.

## Literatur- und Quellenverzeichnis

Asmussen, Maren (2010): Praxisbuch Kinaesthetics. Erfahrungen zur individuellen Bewegungsunterstützung auf Basis der Kinästhetik. 2. Aufl., München: Urban&Fischer.

Barth, Cornelia Anne (2003): Das Bobath-Konzept unter der Lupe. Etablierte Methode im Blick der Wissenschaft. In: physiopraxis, H. 2, S. 26-28.

Bauder, Heike; Taub, Edward; Miltner, Wolfgang H. R. (2001): Behandlung motorischer Störungen nach Schlaganfall. Die Taubsche Bewegungsinduktionstherapie. Göttingen: Hogrefe.

Bobath, Berta (1973): Die Hemiplegie Erwachsener. Befundaufnahme, Beurteilung und Behandlung. Stuttgart: Thieme.

Dammshäuser, Birgit (2012): Bobath-Konzept in der Pflege. Grundlagen, Problemerkennung und Praxis. 2. Aufl., München: Urban & Fischer.

Dettmers, Christian; Stephan, Klaus Martin (Hrsg.) (2011): Motorische Therapie nach Schlaganfall. Von der Physiologie bis zu den Leitlinien. Bad Honnef: Hippocampus Verlag.

Foerch, Christian et al. (2008): Die Schlaganfallzahlen bis zum Jahr 2050. In: Deutsches Ärzteblatt, 105. Jg., H. 26, S. 467-473.

Freivogel, S. (2011): Grundkonzepte der Physiotherapie. In: Dettmers, Christian; Stephan, Klaus Martin (Hrsg.): Motorische Therapie nach Schlaganfall. Von der Physiologie bis zu den Leitlinien. Bad Honnef: Hippocampus Verlag.

Friedhoff, Michaela; Schieberle, Daniela (2012): Praxis des Bobath-Konzepts. Grundlagen – Handling – Fallbeispiele. 2. Aufl., Stuttgart; New York: Thieme.

Friedhoff, Michaela (2011): Pflege und Begleitung alter Menschen mit Erkrankungen des ZNS. Schlaganfall. In: Köther, Ilka (Hrsg.): Altenpflege. 3. Aufl., Stuttgart: Thieme, S. 499-524.

Gerdelmann, Nikolaus (2009): BIKA®-Definition. Therapeutisch aktivierende Pflege. In: Die Schwester Der Pfleger, 48. Jg., H. 2, S 128-129.

Görres, Stefan (1994): Psychosoziale Folgen des Schlaganfalls und deren Bewältigung. Rehabilitation und Nachsorge. In: Schütz, Rudolf-M.; Meier-Baumgartner, Hans-Peter (Hrsg.): Der Schlaganfall-Patient. Bern; Göttingen; Toronto; Seattle: Hans Huber, S. 151-165.

Hafstensdóttir, T. (2005): Neuro Development Treatment in der Diskussion: „Patienten sollten stärker Alltagsfähigkeiten trainieren" – im Gespräch mit Balzer K. In: Pflegezeitschrift; 58 Jg., H. 4, S. 235–237.

Hatch, Frank; Lenny, Maietta (2003): Kinästhetik®. Gesundheitsentwicklung und menschliche Aktivitäten. 2. Aufl., München; Jena: Urban & Fischer.

Heuschmann, P. U. et al. (2010): Schlaganfallhäufigkeit und Versorgung von Schlaganfallpatienten in Deutschland. In: Aktuelle Neurologie, 37. Jg., H. 07, S. 333-340.

Hoffmann-La Roche AG; Urban & Fischer (Hrsg.) (2003): Apoplexia, -xie – A. cerebri. In: Roche Lexikon. Medizin. Hoffmann-La Roche AG; Urban & Fischer (Hrsg.), 5. Aufl., München; Jena: Urban & Fischer, S. 109-110.

Hoffmann-La Roche AG; Urban & Fischer (Hrsg.) (2003): Paralyse, Paralysis. In: Roche Lexikon. Medizin. Hoffmann-La Roche AG; Urban & Fischer (Hrsg.), 5. Aufl., München; Jena: Urban & Fischer, S. 1408-1409.

Jacobs, Gabi; Kohl, Renate (2012): Stützen, fördern, anleiten. Grundlagen des Bobath-Konzeptes. In: Pflegezeitschrift, 65. Jg., H. 1, S. 16-19.

Kerkhoff, Georg; Neumann, Günter; Neu, Joachim (2008): Ratgeber Neglect. Leben in einer halbierten Welt. Göttingen; Bern; Wien: Hogrefe.

Liepert, Joachim (2010): EvidenzbasierteVerfahren in der motorischen Rehabilitation. In: Journal für Neurologie, Neurochirurgie und Psychiatrie, 11. Jg., H. 1, S. 5-10.

Lorenz, Mario; Lunz, Nicole (2013): Bobath – Lagerung und Transfer. In: Fiedler, Christine; Köhrmann, Martin; Kollmar, Rainer (Hrsg.): Pflegewissen Stroke Unit. Für die Fortbildung und die Praxis. Berlin; Heidelberg: Springer, S. 141-148.

Mehrholz, Jan (Hrsg.) (2008): Frühphase Schlaganfall. Physiotherapie und medizinische Versorgung. Stuttgart: Thieme.

Menche, Nicole; Lektorat Pflege (Hrsg.) (2007): Pflege Heute. Lehrbuch für Pflegeberufe. 4. Aufl., München: Urban & Fischer.

Meyer, Ingo (2011): Das Bobath-Konzept heute – viel Lärm um nichts?. In: intensiv, 19. Jg., H. 4, S. 191-197.

Paeth-Rohlfs, Bettina (2005): Erfahrungen mit dem Bobath-Konzept. Grundlagen – Behandlung – Fallbeispiele. 3. Aufl., Stuttgart; New York: Thieme.

Ringelstein, E. Bernd; Nabavi, Darius G. (2007): Der ischämische Schlaganfall. Eine praxisorientierte Darstellung von Pathophysiologie, Diagnostik und Therapie. In: Brandt, Thomas et al. (Hrsg.): Klinische Neurologie. Stuttgart: Kohlhammer.

Steinwidder, Gabriela (2008): Die Bewegungsunterstützung nach Kinästhetik für erwachsene PatientInnen mit Bewegungseinschränkungen durch Pflegepersonen. In: Österreichische Pflegezeitschrift, H.5, S. 10-14.

Wilhelm, Jürgen; Lauer, Alfred (2003): Schlaganfall. Akutfall, Reha, Beruf und Familie – Was Sie jetzt tun können. Stuttgart: TRIAS Verlag.

**Internetquellen**

Bobath Initiative für Kranken- und Altenpflege e.V.. Unter:
http://www.bika.de

Europäisches Kinaesthetics-Netzwerk. Unter:
http://www.kinaesthetics.net

FHS St. Gallen. Unter:
http://www.fhsg.ch

Sächsisches Staatsministerium für Kultus und Sport (2005): Lehrplan für die Berufsfachschule. Gesundheits- und Krankenpflege. Gesundheits- und Kinderkrankenpflege. S. 18. Unter:
http://www.bildung.sachsen.de/apps/lehrplandb/downloads/lehrplaene/lp_bfs_gesundheits-%20und%20krankenpflege.pdf

Statistisches Bundesamt (2012): Gesundheit. Todesursachen in Deutschland. 2011. S. 1. Unter:
http://www.destatis.de/DE/Publikationen/Thematisch/Gesundheit/Todesursachen/Todes ursachen2120400117004.pdf?__blob=publicationFile

Vereinigung der Bobath-Therapeuten Deutschlands e.V.. Unter:
http://www.bobath-konzept-deutschland.de

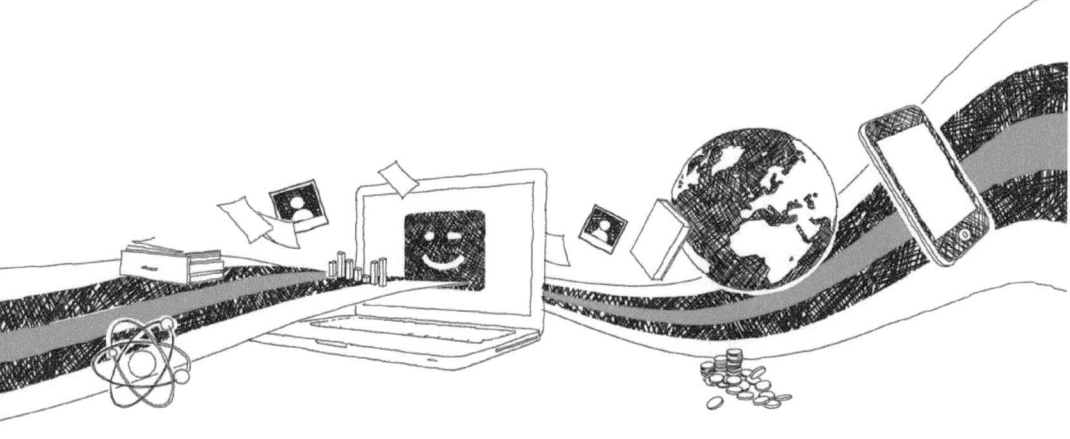
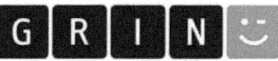